U0257867

抗IL-6治疗典型案例集锦

―主 编―

吴德沛 苏州大学附属第一医院

张抒扬 北京协和医院

―副 主 编―

李 剑 北京协和医院

黄 亮 中国医学科学院血液病医院

（中国医学科学院血液学研究所）

―学术秘书―

张 路 北京协和医院

周晓曦 华中科技大学同济医学院附属同济医院

复旦大學出版社

病例提供单位与点评专家

Castleman 病篇		
病例提供单位	编　委	点评专家
北京协和医院	张　路	李　剑
西安交通大学第一附属医院	王　洁	陈丽梅
武汉大学中南医院	何　靖	周芙玲
温州医科大学附属第一医院	章　瑜	江松福
青岛市市立医院	吴弘英	钟玉萍
上海交通大学医学院附属瑞金医院	徐文彬	阎　骅
河南省肿瘤医院	艾　昊	尹青松
香港大学深圳医院	丘妙玲	李回军
浙江省人民医院	金　莱	蓝建平
威海市立医院	任　辉　李伟华	王毅力
中国科学技术大学附属第一医院（安徽省立医院）	周晨阳　徐　强	丁凯阳
浙江大学医学院附属邵逸夫医院	杨倩倩　邵芳斐	张　瑾
西安交通大学第一附属医院	陈　颖　刘华胜	李　剑
威海市立医院	于　洁	王毅力
重庆医科大学附属第二医院	张艳芳　张　颖	罗　云
成都市第七人民医院	章　莉	吴　俣
台州市中心医院	章小唱	徐玲珑
大连大学附属中山医院	戴恺毅	方美云

CAR－T 细胞治疗相关 CRS/CRES 及其他 IL－6 升高篇		
病例提供单位	编　委	点评专家
华中科技大学同济医学院附属同济医院	周晓曦	黄　亮
天津市第一中心医院	蒋怡丽	邓　琦
浙江省立同德医院	蒋玉霞	蒋慧芳
中南大学湘雅医院	邹　浪　傅　敢	徐雅靖
成都市第七人民医院	周静秋	章　莉
海宁市人民医院	周秀杰	吴文俊
河北燕达陆道培医院	张改玲	张　弦
河北燕达陆道培医院	石延泽	张　弦
河北燕达陆道培医院	李文倩	张　弦
河南省肿瘤医院	王　倩	尹青松
上海交通大学医学院附属第九人民医院黄浦分院	谭雅月	朱　琦

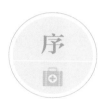

序

罕见病是众多患病率极低疾病的统称,尽管单病种稀发,但由于病种繁多,罕见病患者群体数量较大,对我国罕见病诊疗和保障工作提出了极大挑战。卡斯尔曼病(Castleman disease,CD)是一类具有特征性病理类型、高度临床异质性的淋巴增殖性疾病,也是纳入我国《第一批罕见病目录》的血液系统罕见病。近年来,随着人们对血液系统疾病的认识不断深入,在诊断和治疗方面出现了许多新的研究结果。2018 年,中国 Castleman 病协作组提出了国际上首个基于循证医学证据的特发性多中心型 Castleman 病(idiopathic multicentric CD,iMCD)诊治指南,建议 IL-6 靶向治疗(如司妥昔单抗)作为 iMCD 的一线治疗选择。2022 年,司妥昔单抗在我国上市,标志着国内 IL-6 靶向治疗时代的开启,为血液系统罕见病患者带来了新希望。

目前,对血液系统罕见病的认知仍难以满足患者巨大的诊疗需求,漏诊、误诊现象频发。多学科诊疗(multi-disciplinary treatment,MDT)模式的蓬勃发展为疑难复杂病例的诊疗注入了新的活力,由多学科专家共同讨论,综合分析患者病情,确保覆盖所有治疗方案,给患者制定最合理的治疗方案,避免误诊、误治。如今,MDT 越来越被学术界肯定并重视,为患者带来福音,同时也是医院学科建设的有效抓手。

国家"十四五"规划中明确指出,要把保障人民健康放在优先发展的战略位置,为人民提供全方位、全生命期健康服务。作为医务工作者,应努力为包括罕见病群体在内的广大患者服务,积极开展临床科研工作,提升罕见病的诊疗水平。现在公众对罕见病的关注越来越多,加上政府的扶持,鼓励制药企业研制罕见病治疗药物,罕见病的治疗研究正在向好发展。

本书由来自全国 20 多家医院的多位专家共同编写,汇集了全国血液科的典型案例,不仅及时反映了国内血液系统罕见病领域的进展,进一步提升我国血液系统罕见病的规范化诊断和治疗水平,更希望能够在从实践到理论、从理论到实践的循环往复中,为我国从事相关血液系统罕见病临床诊疗的同道提供参考,也为我国其他罕见病的防治提供可资借鉴的经验。"历史无法选择,现在可以把握,未来可以开创"。让我们一起努力,为我国血液病患者的美好明天而砥砺奋进!

张抒扬

北京协和医院院长、教授
中华医学会罕见病分会主任委员
2024 年 1 月

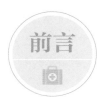

前言

　　卡斯尔曼病是一种血液系统罕见病,分为多种亚型,呈现高度的临床异质性,其中特发性多中心型卡斯尔曼病(iMCD)的病情重、预后差,是临床医生面临的重大挑战。抗白细胞介素-6(IL-6)靶向药物(如司妥昔单抗)是国内外多个指南、共识推荐治疗 iMCD 的首选药物;2022 年 7 月司妥昔单抗在国内上市,标志着国内 IL-6 靶向治疗时代的开启。由于我国各地区发展的不平衡,以及血液疾病的复杂性,在临床诊疗中不乏会出现诊断不及时,治疗方案选择不合理、不规范的情况。通过病例的分享,可以对抗 IL-6 靶向治疗罕见且典型案例的诊疗有更深入、全面的认知。

　　本书典型案例的选择通过多学科、多领域和多层次的模式开展,最终纳入 18 篇 Castleman 病典型案例的诊疗全过程并做了深入的介绍和分析。2010 年之前,脉冲式强化疗是 Castleman 病的主流治疗方案;2020 年以后,相对缓和的持续治疗策略是 Castleman 病最常用的方案;在 IL-6 靶向治疗时代,既有司妥昔单抗单药治疗的成功案例,也有司妥昔单抗联合化疗治疗的案例,还有司妥昔单抗治疗难以手术完整切除且伴有高炎状态患者的案例。这些精彩的案例分享为我国 iMCD 患者寻找潜在的有效治疗手段会持续推进,Castleman病的治疗模式会发生巨大而深刻的变化。

近年来,随着靶向、免疫治疗药物的不断问世和临床应用,许多患者的生存期得到了显著延长并且生活质量也有所改善。嵌合抗原受体(chimeric antigen receptor, CAR)-T细胞治疗是当前癌症,尤其是血液肿瘤领域的前沿治疗手段,如靶向CD19的CAR-T细胞治疗在复发难治性B细胞淋巴瘤的应用已得到广泛认可,但细胞因子释放综合征(cytokine release syndrome, CRS)等副作用仍是CAR-T细胞治疗推广的主要障碍。同时自身的肿瘤和身体状况各异,现有的临床研究和结果并不足以指导个体化用药。

本书CAR-T细胞治疗相关CRS/CAR-T细胞相关性脑病综合征(CAR-T cell related encephalopathy syndrome, CRES)及其他IL-6升高篇共11篇,探索了司妥昔单抗在CAR-T细胞治疗相关CRS和新冠肺炎病例中的应用。通过这些真实、有代表性的案例,传递了抗IL治疗的具体经验,包括患者的选择、治疗方案的具体应用、治疗过程中疗效的判断等。在这些案例中,司妥昔单抗不仅对CAR-T细胞治疗引起的CRS有效,对CAR-T细胞治疗合并新冠肺炎患者也可能具有降温、抑炎、不影响CAR-T细胞扩增的多种作用。

本书案例选自国内大型三甲医院,具有代表性和指导性,一方面展示了从诊断到治疗的详细过程,另一方面还基于国内外专业的治疗指南以及循证医学证据,全面、深入地分析总结了各自的诊疗体会和经验。

在此,特别感谢副主编李剑教授和黄亮教授,以及学术秘书张路教授和周晓曦教授在本书编写过程中付出的巨大努力。希望这本来自真实世界的典型案例及专家的分析点评,可让读者从中得到借鉴和启示,进而达到合理用药的目的,最终惠及更多的患者。

吴德沛

苏州大学附属第一医院教授
中华医学会血液学分会主任委员
2024 年 1 月

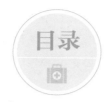

目录

Castleman 病篇

IL-6 的靶向治疗
与 Castleman 病：走进新时代

一、Castleman 病简介

Castleman 病，由美国病理学家本杰明·卡斯尔曼
（Benjamin Castleman）在 20 世纪 50 年代首次报道，是一组具
有特异性病理改变和高度临床异质性的血液系统罕见病。2018
年 5 月，Castleman 病被纳入我国《第一批罕见病目录》。

根据淋巴结病理改变特点，Castleman 病可分为透明血管型、
浆细胞型和混合型。而根据临床表现的差异，Castleman 病可进
一步分为单中心型 Castleman 病（unicentric Castleman disease,
UCD）和多中心型 Castleman 病（multicentric Castleman disease,
MCD）。UCD 仅累及单个淋巴结区域，大部分患者没有全身症
状，大多可以通过手术切除病灶而治愈，往往预后良好；MCD 则
累及多个淋巴结区域，除了淋巴结肿大外，患者常常有全身炎症
症状，病情相对较重，预后相对较差。MCD 中，存在人类疱疹病
毒-8（human herpesvirus-8，HHV-8）感染的亚型被称为
HHV-8 阳性 MCD；而 HHV-8 阴性 MCD，若符合国际
Castleman 病协作组（Castleman Disease Collaborative
Network，CDCN）中特发性多中心型 Castleman 病（iMCD）诊
断标准的患者，称为 iMCD。iMCD 是我国最常见的 MCD 类

型,预后差。虽然病理分型和临床分型之间存在一定的相关(例如:UCD 中以透明血管型更为多见),但考虑到某一临床亚型患者中也可以存在不同病理分型,不能简单地从病理分型来推断患者的临床分型。

二、Castleman 病与 IL－6 的关系

临床研究表明,无论是 UCD 还是 MCD,其发病都与白细胞介素-6(interleukin-6,IL－6)或相关多肽(如 $HHV-8$ 基因组编码的 IL－6 类似物)有明确关系。20 世纪 90 年代,研究者发现 Castleman 病患者血清和淋巴结标本中 IL－6 表达上调;UCD 患者切除肿大淋巴结后,可以观察到 IL－6 水平明显下降;以 IL－6 为靶点的治疗能够显著改善 MCD 患者的症状。以上证据均表明,Castleman 病与 IL－6 关系密切,IL－6 是 Castleman 病治疗的有效靶点。

三、IL－6 的靶向药物治疗 Castleman 病的循证医学证据

不论是针对 IL－6 受体的单抗类药物(托珠单抗,tocilizumab),还是直接针对 IL－6 的单抗(司妥昔单抗,siltuximab),都已经在 Castleman 病的治疗领域获得了一定级别的循证医学证据。不过,基于现有的证据体系,司妥昔单抗(一种直接针对 IL－6 的单抗)在 Castleman 病治疗领域,尤其是 MCD 领域,循证医学证据级别最高(Ⅰ类证据),是目前全球多个国家和地区获批用于治疗 iMCD 的唯一药物。在 MCD 领域迄今唯一一个随机对照、国际多中心临床研究中,司妥昔单抗被证实在疗效方面显著优于对照组(给予安慰剂)(持续缓解率:34% $vs.$ 0%),并具有良好的安全性特征(与安慰剂组的不良事

件发生率相当)。随后进行的长期安全性延展研究,中位随访 6 年,进一步证实了该药长期治疗的良好耐受性和有效性(97％的患者在最后一次研究评估时维持或者实现疾病控制,未发现剂量累积毒性)。以上研究的结果,夯实了司妥昔单抗在 iMCD 领域国内外共识中首选治疗的地位。

四、IL‑6 的靶向治疗前时代,我国 Castleman 病的诊治现

虽然司妥昔单抗在 iMCD 领域的地位已确定多时(该药物在 MCD 领域中的随机对照研究发表于 2014 年),但该药在 2022 年才在我国正式上市。因此,在相当长一段时间里,我国 Castleman 病的诊治,都处于"IL‑6 靶向治疗前时代"。2023 年 3 月,中国 Castleman 病协作组(China Castleman Disease Network, CCDN)在 *Lancet Regional Health‑Western Pacific* 发表了过去 21 年我国 Castleman 病的回顾性研究,详细描述了 IL‑6 靶向治疗前时代我国 Castleman 病的诊疗状态。该研究共纳入 1 634 例患者(UCD 903 例,MCD 731 例)。在 UCD 患者中,最常见受累淋巴结区域为腹腔内/腹膜后(35.7％),其次为颈部(25.7％)、纵隔/肺门(23.1％);5.9％合并副肿瘤性天疱疮,3.9％合并闭塞性细支气管炎,17.9％合并类似 MCD 的高炎状态。在 MCD 患者中,1.6％的患者为 HHV‑8 阳性 MCD,98.4％的患者为 HHV‑8 阴性 MCD,说明 HHV‑8 阴性 MCD 是我国 MCD 的主流亚型。而在 HHV‑8 阴性 MCD 的患者中,有 80.7％的患者符合 CDCN 的 iMCD 诊断标准,其余患者按照《中国 Castleman 病诊断与治疗专家共识(2021 年版)》,被归于"无症状性 MCD"。而在符合 CDCN 标准的 iMCD 患者中,7.1％符合 CDCN 提出的 iMCD‑TAFRO(T, thrombocytopenia，血小板减少；A，anasarca，全身水肿；F，fever，发热；R，reticulin fibrosis/renal dysfunction，网状纤维化/肾功能不全；O，organomegaly，器官肿大）标准，其余患者则被归入 iMCD－非特指型（iMCD－NOS）亚组。

在临床医生所关注的 IL－6 靶向治疗前时代，国内 iMCD 患者的治疗选择方面：对于研究中所有收集了一线治疗选择信息的 iMCD 患者，该病的治疗模式在近年有了显著的变化。例如，2010 年之前，脉冲式强化疗（如 CHOP 或 CHOP 样方案）是我国 iMCD 患者的主流治疗方案；2020 年以后，相对缓和的持续治疗策略（如以沙利度胺为基础的方案）已成为我国 iMCD 患者治疗最常用的方案。这种治疗理念和策略的演变，是与 iMCD 的 IL－6 靶向治疗的整体理念吻合的，因为在 IL－6 的靶向治疗时代，iMCD 也强调相对低强度的持续治疗理念（如司妥昔单抗标准用药方案为 11 mg/kg 静脉输液，每 3 周 1 次，持续应用）。此外，通过生存分析发现，CDCN 所定义的"重型"iMCD，也确实是我国 iMCD 患者重要的不良预后因素（$HR = 3.747；95\% \ CI：2.112 \sim 6.649，P < 0.001$）。值得一提的是，对于罕见病 iMCD，在 IL－6 的靶向治疗前时代，所有被用于治疗 iMCD 的药物（包括但不限于 CHOP 方案、沙利度胺等），都属于"超适应证用药"。

在 IL－6 的靶向治疗前时代，虽然无法获取司妥昔单抗用于治疗 iMCD，我国临床医生还是在努力为患者寻找有效且安全的治疗手段。例如：2019 年，我们在 *Blood* 发表了全口服 TCP 方案（沙利度胺＋环磷酰胺＋泼尼松）治疗 iMCD 的前瞻性研究成果，该研究成果也被美国国立综合癌症网络（National Comprehensive Cancer Network，NCCN）指南所引用；2023

年,我们继续在 *Blood* 发表了 BCD 方案(硼替佐米＋环磷酰胺＋地塞米松)治疗 iMCD 的前瞻性研究成果;2023 年,国内学者还在 *Br J Haematol* 上报道了 RVD 方案(利妥昔单抗＋硼替佐米＋地塞米松)在 iMCD 中的疗效和安全性。上述这些研究,都是在司妥昔单抗还不可及的情况下,为我国 iMCD 患者寻找潜在治疗手段的有益尝试。

五、IL‐6 的靶向治疗时代,我国 Castleman 病的治疗展望

2018 年,CCDN 的 iMCD 治疗指南,强调了司妥昔单抗为代表的 IL‐6 的靶向治疗在 iMCD 中的重要地位。2020 年,CCDN 的 UCD 治疗指南中,也提到了对于特殊 UCD 患者(如难以完整切除且伴有高炎状态),司妥昔单抗仍然有一席之地。因此,不论是 UCD 还是 MCD,在能够获得司妥昔单抗的 IL‐6 靶向治疗时代,其治疗模式都必将发生巨大而深刻的变化。以本书中的 Castleman 病篇中的案例为例,既有司妥昔单抗单药治疗 iMCD 的成功案例;也有司妥昔单抗联合化疗治疗 iMCD‐TAFRO 的案例;还有司妥昔单抗治疗难以手术完整切除,且伴有高炎状态的 UCD 案例。这些经典的案例启发我们思考:在 IL‐6 的靶向治疗时代,对于我国 Castleman 病患者,能否进行进一步的治疗优化?例如,可否通过司妥昔单抗联合化疗,达到有限疗程的治疗?司妥昔单抗用药频率是否能够调整?司妥昔单抗的剂量能否进一步优化?通过与国内医生的协作,开展高质量的临床科研,相信在未来我们可以比较好地回答上述问题,从而摸索出适合我国患者在 IL‐6 靶向治疗时代下的方案或组合方案。

(北京协和医院　张　路　李　剑)

主要参考文献

[1] CASTLEMAN B, IVERSON L, MENENDEZ V P. Localized mediastinal lymph node hyperplasia resembling thymoma [J]. Cancer, 1956,9:822 - 830.

[2] van RHEE F, OKSENHENDLER E, SRKALOVIC G, et al. International evidence-based consensus diagnostic and treatment guidelines for unicentric Castleman disease [J]. Blood Adv, 2020,4 (23):6039 - 6050.

[3] VAN RHEE F, VOORHEES P, DISPENZIERI A, et al. International, evidence-based consensus treatment guidelines for idiopathic multicentric Castleman disease [J]. Blood, 2018, 132 (20):2115 - 2124.

[4] FAJGENBAUM D C, ULDRICK T S, BAGG A, et al. International, evidence-based consensus diagnostic criteria for HHV - 8-negative/ idiopathic multicentric Castleman disease [J]. Blood, 2017, 129 (12): 1646 - 1657.

[5] ZHANG L, DONG Y J, PENG H L, et al. A national, multicenter, retrospective study of Castleman disease in China implementing CDCN criteria [J]. Lancet Reg Health West Pac, 2023,34:100720.

[6] 张路,李剑.Castleman 病发病机制研究进展[J].中国医学科学院学报,2016,38(1):69 - 72.

[7] VAN RHEE F, WONG R S, MUNSHI N, et al: Siltuximab for multicentric Castleman's disease: a randomised, double-blind, placebo-controlled trial [J]. Lancet Oncol, 2014,15(9):966 - 974.

[8] NISHIMOTO N, KANAKURA Y, AOZASA K, et al. Humanized anti-interleukin-6 receptor antibody treatment of multicentric Castleman disease [J]. Blood, 2005,106(8):2627 - 2632.

[9] VAN RHEE F, CASPER C, VOORHEES P M, et al: Long-term safety of siltuximab in patients with idiopathic multicentric

Castleman disease: a prespecified, open-label, extension analysis of two trials [J]. Lancet Haematol, 2020, 7(3): e209 - e217.

[10] 中华医学会血液学分会淋巴细胞疾病学组，中国抗癌协会血液肿瘤专业委员会，中国 Castleman 病协作组. 中国 Castleman 病诊断与治疗专家共识（2021 年版）[J]. 中华血液学杂志, 2021, 42(7): 529 - 534.

[11] ZHANG L, ZHAO A L, DUAN M H, et al. Phase 2 study using oral thalidomide-cyclophosphamide-prednisone for idiopathic multicentric Castleman disease [J]. Blood, 2019, 133(16): 1720 - 1728.

[12] ZHAO H, ZHANG M Y, SHEN K N, et al. A phase 2 prospective study of bortezomib, cyclophosphamide, and dexamethasone in patients with newly-diagnosed iMCD [J]. Blood, 2023, 141(21): 2654 - 2657.

[13] YIN X J, LIU Y, ZHONG C L, et al. Rituximab-bortezomib-dexamethasone induce high response rates in iMCD in clinical practice [J]. Br J Haematol, 2023, 203(5): 803 - 806.

1 IL-6的靶向治疗与iMCD：病理亚型不影响司妥昔单抗的治疗选择

 病例介绍

患者,女性,45岁。

2022-4无诱因出现反复发热,最高体温(T_{max})40℃,伴乏力、盗汗,颈部和双侧腋下多发淋巴结肿大。血红蛋白(Hb)116 g/L,C反应蛋白(CRP)42.9 mg/L,红细胞沉降率(ESR)73 mm/h,铁蛋白(FER)>2 000 μg/L。2022-6颈部/腋窝淋巴结活检,符合Castleman病(透明血管型),给予抗炎、退热及支持治疗后症状好转。

2022-8再次出现发热,最高体温40℃,伴新发双侧腹股沟淋巴结肿大。乏力明显,伴食欲下降和体重下降(58 kg下降至47 kg)。2022-12外院开始给予糖皮质激素单药治疗(最大剂量90 mg/d,截至入我院时剂量为30 mg/d),用药后患者热退。2023-1-20为进一步诊治收入我院血液科。入院后查血红蛋白 110 g/L,血小板(Plt)294×10⁹/L,血肌酐(Scr)53 μmol/L,白蛋白(Alb)34 g/L,C反应蛋白5.8 mg/L,铁蛋白1833 μg/L,免疫球蛋白G(IgG)18.24 g/L,IgG4 150 mg/L(正常范围),抗核抗体(ANA)谱阴性,血/尿免疫固定电泳阴性,

HbsAg、HCV-Ab、HIV-Ab、HHV-8 DNA、CMV-DNA、EBV-DNA阴性,尿蛋白及潜血阴性。正电子发射计算机体层显像仪(PET/CT)检查示横膈上下多发肿大淋巴结,最大标准摄取值(SUV$_{max}$)5.8(图1-1),未见浆膜腔积液及肺间质病变。我院病理会诊仍提示Castleman病(透明血管型)。

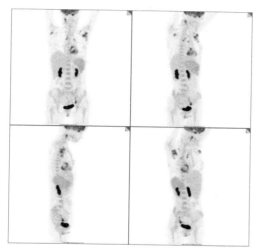

▲ 图1-1 患者接受司妥昔单抗治疗前的PET/CT
示横膈上下多发肿大淋巴结。图片来源:中国医学科学院北京协和医院核医学科。

入院查体:美国东部肿瘤协作组(Eastern Cooperative Oncology Group, ECOG)评分为1分,双侧颈部、锁骨上、腋窝、腹股沟触及肿大淋巴结,直径为1~2 cm。

既往史、个人史、家族史:否认肝炎、结核等传染病史,有剖宫产史,余无特殊。

⚙ 诊断及危险度分层

iMCD-NOS（透明血管型，非重型）。

⚙ 鉴别诊断要点

本例患者以发热、淋巴结肿大、血炎症指标明显升高为突出临床表现，潜在的鉴别诊断包括结缔组织病、感染性疾病以及血液系统恶性肿瘤等。淋巴结活检是非常重要的诊断突破口，本例患者经完整淋巴结切除活检，病理符合 Castleman 病（透明血管型）。根据《中国 Castleman 病诊断与治疗专家共识（2021 年版）》，对于淋巴结病理符合 Castleman 病的患者，还需进一步除外其他基础疾病所致淋巴结"Castleman 样"改变的可能。

（1）患者无人类免疫缺陷病毒（human immunodeficiency virus，HIV）、结核、梅毒、EB 病毒（Epstein-Barr virus，EBV）及巨细胞病毒（cytomegalovirus，CMV）感染，基本除外感染性疾病所致淋巴结"Castleman 样"改变可能。

（2）患者血、尿免疫固定电泳阴性，无典型骨硬化性骨髓瘤（POEMS 综合征）相关临床表现，如周围神经病、硬化性骨病、皮肤改变、浆膜腔积液、内分泌紊乱等，可除外骨硬化性骨髓瘤。

（3）患者抗核抗体谱阴性，可基本除外系统性红斑狼疮（SLE）等可能引起淋巴结"Castleman 样"改变的自身免疫病。

除外前述潜在可引起淋巴结"Castleman 样"改变的基础疾病后，患者存在多个淋巴结区域受累，HHV-8 阴性，存在症状和高炎状态，符合 iMCD 的诊断。同时，患者没有血小板减少、重度水肿/浆膜腔积液、骨髓纤维化、肾功能损伤等表现，不符合 iMCD-TAFRO 的诊断标准，因此最终完整诊断为

iMCD-NOS。确诊为 iMCD 后，根据国内外共识，需要根据患者是否存在 ECOG 评分差（≥2 分）、肌酐清除率显著下降（<30 mL/min）、重度水肿/浆膜腔积液、血红蛋白≤80 g/L、肺部受累表现，将其分为"重型"及"非重型"。根据前述标准，本患者为"非重型"。

⊛ 治疗原则

不同于 UCD 以手术切除作为最主要治疗手段，iMCD 的治疗主要依赖全身治疗。过去常用的全身治疗手段包括糖皮质激素治疗、化疗，以利妥昔单抗为基础的免疫治疗等。前述治疗虽然有一定比例的有效率，但都存在难以回避的问题。例如，糖皮质激素单药治疗有效率低，药物减量后疾病几乎会再次活动，已经不是主流的治疗方案；化疗或免疫治疗采用"脉冲式"给药，副作用大，有效率低，治疗强度降低后疾病容易再次活动，根据 CDCN 指南，也不是首选的一线治疗方案。

基于现有的循证医学证据，以 IL-6 为靶点的治疗（如司妥昔单抗）是目前 iMCD 患者最重要的治疗选择。根据既往在多中心型 Castleman 病中的 Ⅱ 期研究结果，2014 年，司妥昔单抗首先在美国获批上市，之后在全世界 50 余个国家和地区上市。它也是我国目前唯一获批用于 iMCD 治疗的药物。而该药在后续拓展期研究中，也展现出长期治疗的良好耐受性和有效性：进入拓展期研究的患者，中位随访 6 年时，97％的患者在最后一次研究评估时维持或者实现疾病控制，未发现剂量累积毒性，整个研究期间无死亡报道；60％的患者报道发生过 3 级及以上不良事件，最常见的是高血压（13％）、乏力（8％）、恶心（7％）、中性粒细胞减少（7％）和呕吐（5％）。

根据上述证据，《中国 Castleman 病诊断与治疗专家共识（2021 年版）》，对于非重型 iMCD（如本例患者），基于前述循证医学证据，推荐司妥昔单抗作为一线治疗方案，可联合糖皮质激素（4～8 周后减量并停用），对治疗有效的患者可长期使用司妥昔单抗治疗。

⚕ 治疗过程

【治疗方案】司妥昔单抗 11 mg/kg，每 3 周静脉输液 1 次，糖皮质激素逐渐减量至停止。目前继续司妥昔单抗 11 mg/kg，每 3 周 1 次静脉输液治疗中。

【不良反应】未发生。

【疗效评估】用药 3 周时。

（1）症状评估：无发热、乏力，食欲恢复，体重恢复（但尚未恢复至发病前）。

（2）生化指标：血红蛋白 131 g/L，白蛋白 44 g/L，肌酐 49 μmol/L，C 反应蛋白＜0.50 mg/L。

（3）淋巴结：查体提示浅表淋巴结明显缩小，暂未复查影像学。

参照《中国 Castleman 病诊断与治疗专家共识（2021 年版）》的疗效评估标准，患者经司妥昔单抗治疗 3 周时，已达症状部分缓解（partial response，PR），生化指标完全缓解（complete response，CR），并很可能达到淋巴结部分缓解（具体尚待影像学评估后决定），提示治疗有效，拟继续司妥昔单抗治疗。此外，本例患者铁蛋白升高明显，司妥昔治疗前为 1833 μg/L，治疗 3 周时迅速下降至 123 μg/L。该指标虽然不是 CDCN 对 iMCD 进行疗效判断的核心指标，但也是与 Castleman 病细胞因子风暴本质密切相关的炎症指标。该指标的迅速下降,提示司妥昔单抗治疗效果良好。

☺ 讨论和思考

2018年,CDCN发布了iMCD的诊疗指南,首次提出了基于循证医学证据的治疗推荐。根据该指南,对于初治的iMCD患者,推荐使用包括司妥昔单抗在内的IL－6靶向治疗作为一线治疗的首选策略。而司妥昔单抗,则是唯一以Ⅰ类证据推荐进入该指南的针对iMCD的治疗药物。2021年,中国Castleman病协作组编写了国内的Castleman病诊治共识,也将司妥昔单抗作为初治iMCD的首选治疗推荐。

值得一提的是,虽然早期司妥昔单抗治疗MCD的随机双盲对照研究中,透明血管型MCD对于司妥昔单抗的反应不佳(18例透明血管型患者均未达到"持续症状和肿瘤缓解"),但后续通过更多循证医学证据的积累,认为司妥昔单抗对于透明血管型iMCD仍然有效。正因为如此,根据目前《中国Castleman病诊断与治疗专家共识(2021年版)》以及CDCN诊疗指南,在后续治疗方案的选择上,临床分型(重型、非重型)要比病理分型(透明血管型、浆细胞型、混合型)更加重要。我们也可以从NCCN指南的变迁中,看到这一点。2020年版的NCCN指南中,司妥昔单抗仅被推荐用于浆细胞型和混合型iMCD;而2021年版的NCCN指南中,该药已经被推荐用于所有病理类型iMCD的一线治疗。

相比于其他针对iMCD的治疗,司妥昔单抗具有起效快(症状恢复的中位时间0.8个月,C反应蛋白恢复正常的中位时间为2.1个月,达到淋巴结疗效的中位时间为4.1个月)、疗效持续时间长(长期控制率达97%)、安全性好(长期用药未发现剂量累积毒性）的优点。从本例患者的治疗经过也不难看出，仅经过 3 周的治疗，患者不仅达到了生化指标完全缓解，铁蛋白也迅速从 $1833\,\mu g/L$ 降至正常，展现出该药起效快的特点。

糖皮质激素虽然对部分 iMCD 患者有一定疗效，但单药用药的有效率低，长期较大剂量使用的副作用大，且疗效难以持续。就本例患者来看，使用糖皮质激素治疗确有一定疗效（体温恢复正常），但长期较大剂量使用糖皮质激素控制该病已不是目前的主流策略，之后使用司妥昔单抗后，则能够在不使用糖皮质激素的条件下良好地控制疾病。就本例患者（iMCD－NOS，非重型）而言，如果在决定治疗时即考虑基于司妥昔单抗的治疗，很可能不需要联合糖皮质激素治疗。

需要指出的是，司妥昔单抗治疗 iMCD 需持续用药，文献中最长使用该药的患者已经安全用药 15 年以上。基于该药良好的安全性特征，这样的长期用药策略显然是可行的。对于本例患者而言，若能持续维持部分缓解及以上疗效，是非常适合长期司妥昔单抗治疗的。而且根据既往研究的给药计划，早期 $11\,mg/kg$，每 3 周 1 次，达到疾病良好控制后，也可以考虑将给药频率调整为 6 周 1 次，以增加依从性和提升患者生活质量。疗效评估方面，目前推荐对 iMCD 进行包括症状、生化指标和影像学在内的综合评估。在达到最佳疗效前，一般推荐每月进行症状和生化指标（至少包括血红蛋白、白蛋白、肌酐、C 反应蛋白）的评价。由于目前治疗的核心目标在于控制高炎状态，而非淋巴结大小，影像学评估的频率不必过密；根据 CDCN 指南推荐，治疗 6 周时可进行首次影像学评估，之后可将间隔拉长至每3 个月评估 1 次，直至达到最佳疗效。

（北京协和医院　张　路）

专家　点评

　　本案是一例非常典型 iMCD－NOS 患者,通过淋巴结病理活检、临床表现、实验室检查和影像学检查共同确诊。同时,在既往糖皮质激素治疗效果不佳的基础上,经过司妥昔单抗治疗获得了较好的症状和生化指标缓解。介于司妥昔单抗费用昂贵,且需要长期给药,何种 iMCD 人群能从司妥昔单抗治疗中获益最多是临床医生普遍关注的问题。尽管早期研究认为司妥昔单抗对于透明血管型 MCD 无效,但现在更多的证据显示,司妥昔单抗的疗效与病理类型无关,关键在于有无高炎状态。例如,C 反应蛋白水平高的患者可能对司妥昔单抗反应较好,而 C 反应蛋白水平正常的患者可能并不适合使用司妥昔单抗治疗。

　　另外,司妥昔单抗目前上市时间不长,大家的应用经验不多。未来,如何更为合理地使用司妥昔单抗也是一个重要的临床问题。例如,与何种药物联用效果最好? 能否拉长间隔维持? 能否不维持? 等等。这些都值得进一步研究。

（北京协和医院　李　剑）

主要参考文献

［1］ VAN RHEE F, VOORHEES P, DISPENZIERI A, et al. International, evidence-based consensus treatment guidelines for idiopathic multicentric Castleman disease ［J］. Blood, 2018,132(20):2115－2124.

［2］ VAN RHEE F, WONG R S, MUNSHI N, et al. Siltuximab for multicentric Castleman's disease: a randomised, double-blind, placebo-controlled trial ［J］. Lancet Oncol, 2014,15(9):966－974.

2 不容小觑的腋窝淋巴结肿大
——司妥昔单抗治疗 iMCD 的非特指型一例

 病例介绍

患者,女性,35岁。2022-7因"发现右侧腋窝淋巴结肿大3月余"就诊。

患者3个多月前在无明显诱因情况下出现右侧腋窝淋巴结肿大,不伴疼痛、发热,无皮肤、黏膜黄染及瘀斑,无乏力及胸闷、气短等,未予重视。2个月前发现右侧腋窝淋巴结逐渐增大,约鸡蛋大小,伴疼痛,后发现左侧腋窝及锁骨上淋巴结肿大,就诊于西安交通大学第二附属医院肿瘤科,行腋窝淋巴结切除。病理:考虑"左腋下"淋巴结淋巴滤泡瘤样增生(交界性)。病程中进食可,无盗汗及体重下降。

入院查体:体温36.9℃,心率72次/分,呼吸频率19次/分,血压120/74 mmHg。ECOG评分为1分。神志清,精神可。有散在皮疹,突出皮面,不伴瘙痒。无贫血貌。全身皮肤、黏膜无黄染、瘀点及瘀斑。巩膜无黄染。两侧腋窝及左侧锁骨上可触及多枚肿大淋巴结,最大直径为2 cm×1 cm,质韧,与周围组织不粘连。咽无红肿,扁桃体无肿大。胸骨无压痛。双肺呼吸音清,未闻及干、湿啰音。

心界不大,心率 72 次/分,律齐,S_1 不低,$A_2=P_2$,各瓣膜听诊区未闻及病理性杂音。腹软,无压痛及反跳痛,肝、脾肋下未触及。双下肢无水肿。

实验室检查:①血细胞分析,白细胞 5.20×10^9/L;中性粒细胞 2.46×10^9/L;血红蛋白 115 g/L;血小板 297×10^9/L;②肝功能,白蛋白 39.0 g/L;③心肌酶谱,乳酸脱氢酶 160 U/L;④肾功能、电解质指标无异常;⑤尿常规,尿潜血(3+),尿蛋白阴性;C 反应蛋白<10.0 mg/L;红细胞沉降率 22 mm/h;IL - 6 36.54(0~5.4)ng/L;M 蛋白阴性;IgG 18.10 g/L;血管内皮生长因子(VEGF)72.52 ng/L;抗核抗体:1∶320 阳性、1∶640 弱阳性;降钙素原(PCT)、血清蛋白电泳、肿瘤标志物、肝炎系列、HIV 抗体/抗原、梅毒螺旋体抗体、EBV - DNA 定量、结核分枝杆菌相关检测及 HHV - 8 DNA 定量均未见异常。类风湿因子、免疫球蛋白定量、IgG4 阴性。自身抗体谱:抗 U1 - snRNP 抗体弱阳性(±);抗 AMA - M2 抗体弱阳性(±);抗核抗体 1∶640 弱阳性、1∶320 阳性;抗 SmD1 抗体弱阳性(±)。

肺通气及弥散功能正常。

骨髓穿刺:增生性骨髓象。

骨髓流式细胞术:B 细胞占淋巴细胞比例增高,未见明显轻链限制性,单核细胞和粒细胞未见明显发育异常。

骨髓活检:增生性骨髓活组织象。

头颅至盆腔增强 CT:见图 2 - 1。

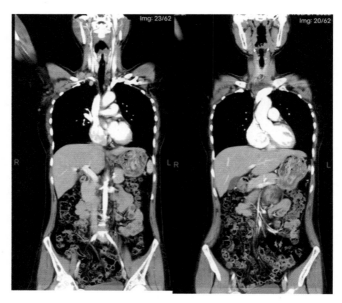

▲ 图 2-1　头颅至盆腔增强 CT(2022-7-29)

①双侧上颌窦、筛窦及额窦炎症;②甲状腺下方、颈根部及上纵隔条片状稍低密度影,与胸腺相连,考虑为异位胸腺组织;③颈部多发轻度强化小淋巴结;④胸廓入口区甲状腺下方渐进性强化肿块影,动脉期 CT 值约 39.8 Hu,静脉期约 47.5 Hu,病变向胸骨后延伸,与左头臂静脉、头臂干动脉间脂肪间隙消失。双侧腋窝可见多发稍大淋巴结影。

　　原"左腋下"淋巴结活检病理,我院会诊考虑淋巴结淋巴增生性疾病,淋巴滤泡增多,大部分滤泡生发中心增生和扩大,少部分滤泡萎缩,滤泡间质血管增生伴浆细胞增生;原单位免疫组化染色显示:CD20(滤泡+),CD3(滤泡间区+),CD21(FDC 网+),CD38(浆细胞+),λ 轻链(浆细胞+),κ 轻链(浆细胞+),Bcl-2(套区+),Cyclin D1(−),

Ki-67（生发中心＋70％，周围＋20％），EBER 原位杂交（一），结合形态及免疫组化染色标记提示为 Castleman 病（浆细胞型）

"右侧颈部"淋巴结穿刺活检，免疫组化染色：CD20（B 细胞＋），CD3（T 细胞＋），CD10（生发中心＋），CD138（浆细胞＋），CD38（浆细胞＋），CD21（FDC＋），CD23（FDC＋），Bcl-6（生发中心＋），Bcl-2（滤泡间区＋），Ki-67（生发中心＋80％，周围＋20％）。镜下可见增生的淋巴组织，副皮质区增生，滤泡缩小，结合免疫组化染色结果部分区浆细胞增生，提示不除外 Castleman 病。

经我院病理科会诊，镜下增生淋巴结组织，显示淋巴滤泡萎缩、副皮质区血管增生伴浆细胞增生，提示 Castleman 病（浆细胞型）。

"右前臂""右大臂"皮肤活检病理：皮肤组织、表皮局限性增厚，薄厚不一，部分区基底细胞色素失禁，真皮浅层水肿状，散在或成片淋巴样细胞及中性粒细胞浸润，小血管周可见片状淋巴细胞浸润，并见少数中性粒细胞和淋巴细胞浸润表皮，形态结合免疫组化标记提示炎症表现，肿瘤证据不足。

诊断及危险度分层

iMCD（浆细胞型）-NOS（非重型）。

鉴别诊断要点

中年女性，病程 3 个月余，腋窝淋巴结增大起病，部位逐渐增多。查体:皮肤可见散在皮疹,突出皮面,不伴瘙痒。两侧腋窝及左侧锁骨上可触及肿大淋巴结。实验室相关检查阳性结果:白蛋白轻度降低,红细胞沉降率轻度增快,IL-6升高,IgG升高。阴性结果包括:肝炎系列、HIV、EBV 及结核等,肿瘤标志物、HHV-8 DNA 等检查。影像学检查提示多处淋巴结肿大,淋巴结穿刺活检提示 Castleman 病。

参照《中国 Castleman 病诊断与治疗专家共识(2021 年版)》,符合主要标准:①淋巴结病理符合 Castleman 病;②肿大淋巴结≥2 个淋巴结区域;次要标准:分为实验室标准和临床标准。实验室标准包括:①C 反应蛋白>10 mg/L 或红细胞沉降率>20 mm/h(女性)或 15 mm/h(男性);②贫血(血红蛋白<100 g/L);③血小板减少(<100×10^9/L)或增多(>350×10^9/L);④血清白蛋白<35 g/L;⑤估算肾小球滤过率(eGFR)<60 mL/(min·1.73 m^2)或蛋白尿(尿总蛋白>150 mg/24 h 或 100 mg/L);⑥血清 IgG>17 g/L。临床标准包括:①全身症状有盗汗、发热(>38℃)、体重下降(6 个月下降≥10%)或乏力(影响工具性日常生活活动);②肝大和/或脾大;③水肿或浆膜腔积液;④皮肤樱桃血管瘤或紫罗兰样丘疹;⑤淋巴细胞性间质性肺炎。诊断 iMCD 需要满足 2 条主要标准、至少 2 条次要标准(其中至少 1 条是实验室标准),且排除前文所述可能会伴发类似 Castleman 病淋巴结病理改变的疾病。该患者符合 2 条主要标准及 2 条次要标准,故诊断为 iMCD;患者无 TAFRO 亚型相关症状及检测指标,不符合诊断 iMCD-TAFRO 亚型的主要标准和次要标准,故不符合 iMCD-TAFRO 亚型的诊断;借鉴 CDCN 危险度分层体系,该患者不符合重型,为非重型。综上所述,诊断为 iMCD-NOS(非重型)。

此外,患者近半年有颜面部及双上肢近端皮疹,无瘙痒及疼痛,既往无反复发热、口腔溃疡,无关节肿痛,无明显口干、眼干,无双手遇冷变色。自身抗体谱:抗 U1 - snRNP 抗体弱阳性(±);抗 AMA - M2 抗体弱阳性(±);ANA 滴度 1∶320 阳性、1∶640 弱阳性;抗 SmD1 抗体弱阳性(±)。结合皮疹活检病理结果,风湿科会诊,考虑为结缔组织病,暂不应用药物治疗,以治疗 Castleman 病为主。

⊛ 治疗原则

整体上,iMCD 预后较差,文献报道的 5 年生存率仅 51%～77%。依据不同的 CDCN 危险度分层,采取不同的治疗策略。由于 iMCD 的治疗暂无标准方案,推荐初治患者还是难治/复发患者积极参与临床研究。基于目前 iMCD 治疗领域唯一一项随机双盲对照研究在内的循证医学证据,参照《中国 Castleman 病诊断与治疗专家共识(2021 年版)》,推荐司妥昔单抗作为非重型 iMCD 患者的一线治疗方案。该项研究中,司妥昔单抗治疗剂量:11 mg/kg,每 3 周 1 次,静脉给药,34% 的患者获得了持续肿瘤及症状缓解。其他一线治疗方案包括 TCP 方案和以利妥昔单抗为基础的治疗。对一线治疗方案疗效不佳或疾病进展的患者可以考虑包括硼替佐米、西罗莫司、来那度胺等药物的单药或联合治疗。此外,单纯糖皮质激素能够改善患者高炎相关症状,可与前述治疗联合应用,但不推荐单用使用。

⊛ 治疗过程

【治疗方案】 司妥昔单抗 11 mg/kg,每 3 周 1 次,静脉滴注。

【疗效评估】治疗后患者无疲乏、厌食、发热及体重下降,生化检查示血红蛋白 129 g/L,白蛋白 46.0 g/L。2022－10－4 及 2023－2－3 影像学评价:颈部及腋下淋巴结缩小。总体疗效评价为部分缓解。此外,皮肤皮疹未见加重趋势。

❀ 讨论和思考

Castleman 病比较少见,发病率较低,临床表现与病理特征多样,不同亚型的 Castleman 病在症状、临床表现、发病机制、治疗方法和预后方面差异很大,因此,误诊、误治率高。

iMCD 亚型患者除淋巴结肿大外,常伴全身炎症状态,血细胞减少和/或脏器损伤表现,分为 iMCD－NOS 和 iMCD－TAFRO 亚型,而 iMCD－NOS 是最常见的一组临床 iMCD 亚型。一大型针对 Castleman 病的回顾性研究,共纳入我国 40 家医院过去 22 年(2000—2021 年)诊断的 1 634 例 Castleman 病患者,731 例患者 MCD 中,580 例患者符合 iMCD 诊断标准,其中 iMCD 占 92.9%(539/580)。

iMCD 是一种排他性诊断,该患者系统性完善相关检查,排除了感染性疾病、肿瘤性疾病等。因患者合并皮疹,查自身抗体谱:抗 U1－snRNP 抗体、抗 AMA－M2 抗体及抗 SmD1 抗体弱阳性;ANA1:320 阳性、1:640 弱阳性,因此需要进一步鉴别是否存在自身免疫病,行结合皮肤活检病理提示炎症表现,结合淋巴结活检病理,不支持自身免疫病所致的淋巴结肿大,考虑患者合并结缔组织病。董玉君等对 53 例 Castleman 病患者进行回顾性分析,发现 32 例有合并症,包括皮肤、内脏、血液和其他系统等改变。在本案中,患者表现为进行性淋巴结肿大,轻度的炎症反应,经多处淋巴结病理活检,并结合相关检查,最终诊断为 Castleman 病。

iMCD 的发病机制,可能涉及多种细胞因子驱动,其中与 IL-6 关系最为密切,因此,司妥昔单抗治疗在 iMCD 患者中处于一线地位,难治的非重症患者可考虑利妥昔单抗、西罗莫司、TCP 方案化疗等替代方案,重症患者可考虑联合化疗防止细胞因子风暴。本例患者应用单药司妥昔单抗治疗,疾病处于稳定状态,但用药至今仅 13 个月余,后续疗效需长期随访观察。

(西安交通大学第一附属医院　王　洁　陈丽梅)

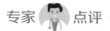
专家 点评

本案的特点:中年女性,以淋巴结增大起病,查体浅表多处淋巴结肿大,经多处淋巴结穿刺活检病理证实此诊断。HHV-8 DNA 阴性,符合 2 条实验室次要标准,且不符合 iMCD-TAFRO 亚型,最终诊断 iMCD-NOS(非重型)。治疗成功之处:①经多处淋巴结穿刺活检,病理支持此诊断;②经司妥昔单抗治疗,该患者疾病稳定,未出现疾病进展。

诊断方面应该注意的问题:①在诊断 Castleman 病时,常需与感染性疾病、肿瘤相鉴别,或它是这些疾病表现之一,因此鉴别诊断非常重要;②本例患者皮肤改变,容易怀疑皮肤樱桃血管瘤或紫罗兰样丘疹改变,需皮肤科或病理科协助以鉴别诊断。

治疗方面,因 Castleman 病是一组异质性很强的罕见淋巴增殖性疾病,司妥昔单抗在我国的上市一定程度上填补了 Castleman 病治疗领域的空白,也是一个良好的开端,但对于部分患者尤其是 iMCD 患者药物治疗效果不佳,迫切需要探索新的治疗方法,细胞内信号转导通路可能是合适的治疗靶点。

（西安交通大学第一附属医院　陈丽梅）

主要参考文献

［1］中华医学会血液学分会淋巴细胞疾病学组,中国抗癌协会血液肿瘤专业委员会,中国 Castleman 病协作组.中国 Castleman 病诊断与治疗专家共识(2021 年版)［J］.中华血液学杂志,2021,42(7):529 - 534.

［2］VAN RHEE F, VOORHEES P, DISPENZIERI A, et al. International, evidence-based consensus treatment guidelines for idiopathic multicentric Castleman disease ［J］. Blood, 2018, 132 (20):2115 - 2124.

［3］ZHANG L, ZHAO A L, DUAN M H, et al. Phase 2 study using oral thalidomide-cyclophosphamide-prednisone for idiopathic multicentric Castleman disease ［J］. Blood, 2019,133(16):1720 - 1728.

［4］DONG Y J, ZHANG L, NONG L, et al. Effectiveness of rituximab-containing treatment regimens in idiopathic multicentric Castleman disease ［J］. Ann Hematol, 2018,97(9):1641 - 1647.

［5］ZHANG L, DONG Y J, PENG H L, et al. A national, multicenter, retrospective study of Castleman disease in China implementing CDCN criteria ［J］. Lancet Reg Health West Pac, 2023,34:100720.

［6］董玉君,王仁贵,陈喜雪,等.Castleman 病临床及病理类型与合并症关系分析:单中心大宗病例观察［J］.中华血液学杂志,2009,30(4):255 - 259.

3 破局高炎状态
——司妥昔单抗治疗透明血管型单中心型 Castleman 病一例

 病例介绍

患者,男性,51 岁。

2022 - 8 因"右肾结石"发作就诊于湖北航天医院,行腹部彩超检查提示"腹膜后淋巴结肿大",伴间断盗汗、乏力,无发热、纳差、体重减轻等不适,行抗炎、解痉、止痛等对症治疗后好转。当地医院建议患者转上级医院进一步明确淋巴结肿大性质。

2022 - 9 为求进一步诊治入我院血液内科。入院后完善相关检查:红细胞沉降率 41 mm/h,C 反应蛋白 45.5 mg/L,血常规、尿常规、大便常规、肝功能、肾功能、电解质+乳酸脱氢酶、降钙素原、T - spot、抗核抗体谱、免疫球蛋白全套、免疫固定电泳、肿瘤标志物、传染病 4 项、CMV - DNA、EBV - DNA、骨髓穿刺均未见异常。2022 - 9 - 3 胸部 CT 检查未见明显异常,腹部增强 CT 检查示:①腹腔系膜区及腹膜后见多发类圆形结节/肿块影,较大灶位于左腹部,截面大小 37 mm×25 mm,边界清楚(增强呈中度均匀强化),腹腔系膜区及腹膜后多发结节/肿块影,考虑肿大淋巴结,建议结合临床排除淋巴瘤或巨大淋巴结增生;②双肾囊肿。请肝胆外科会诊后评估:因肿块与肠道包绕不清,穿刺难度极大,建议转科行切除活检,遂转入肝胆外科。术中行肠系膜肿块部分切除术,肿块大小约 5 cm×4 cm×2 cm,呈灰白、灰褐色,实性、质软。病理:Castleman 病(玻璃样血管型),转入我科行进一步治疗。PET/CT 检查示腹腔肠系膜区见多发淋巴结,部分肿大,较大者约 17 mm×10 mm,显像剂分布异常浓聚,SUV_{max} 1.9~4.0(图 3–1),余探测部位未见明显恶性肿瘤病变征象。

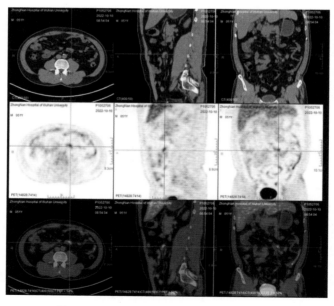

▲ 图 3–1　患者接受司妥昔单抗治疗前的 PET/CT

示肠系膜区见多发淋巴结。图片来源:武汉大学中南医院核医学科。

入院查体:ECOG 评分为 1 分,浅表未触及肿大淋巴结,心、肺听诊未及明显异常。

既往史、个人史、家族史:既往肾结石病史多年;高血压病史 3 年,最高血压 150/90 mmHg,未规律服药控制。余无特殊。

◈ 诊断及危险度分层

(1) UCD(透明血管型)。

(2) 高血压 1 级,低危组。

(3) 右肾结石。

◈ 鉴别诊断要点

本案以间断盗汗、乏力为主要临床表现,需与感染性疾病、结缔组织病以及肿瘤相鉴别。腹膜后淋巴结活检是本病例明确诊断的重要突破口。患者经部分淋巴结切除活检,病理符合 Castleman 病(透明血管型)。根据《中国 Castleman 病诊断与治疗专家共识(2021 年版)》,对于淋巴结符合 Castleman 病的患者,还需除外能引起淋巴结呈"Castleman 样"改变的其他基础疾病。患者传染病 4 项(结核、梅毒、HIV 感染、乙型肝炎)、T - spot、EBV/CMV - DNA、降钙素原均阴性,胸部 CT 未见明显异常,基本可排除感染性疾病所致的淋巴结"Castleman 样"改变可能。

患者骨髓穿刺、免疫固定电泳、免疫球蛋白全套、肿瘤标志物、乳酸脱氢酶未见异常,影像学除腹膜后淋巴结外未见多发淋巴结肿大、肝大、脾大、骨质破坏等,基本可除外其他肿瘤。

患者抗核抗体谱可基本排除结缔组织病等可能引起淋巴结呈"Castleman 样"改变的自身免疫病。

⊛ 治疗原则

不同于 MCD 依赖于全身治疗,UCD 生物学行为呈惰性,预后较好,5 年生存率>90%,临床本着"应切尽切"的原则即可达到长期生存,而在不能全切的情况下部分切除亦可降低复发率。本病例由于淋巴结与肠管包绕,只能行部分切除。患者虽无肿瘤压迫症状,但有间断乏力、盗汗的高炎表现,手术后可借鉴 iMCD 治疗方案,如司妥昔单抗联合糖皮质激素或 TCP 方案等。

根据《中国 Castleman 病诊断与治疗专家共识(2021 年版)》,目前以 IL-6 为靶点的治疗(如司妥昔单抗)是 iMCD 的一线推荐方案。本病例在行部分切除术后借鉴了 iMCD 治疗方案予以司妥昔单抗治疗。

⊛ 治疗过程

【治疗方案】司妥昔单抗 11 mg/kg,每 3 周 1 次静脉给药,共 6 个疗程。

【不良反应】未发生。

【疗效评估】用药 4 个疗程后。

(1)症状评估:乏力、盗汗症状明显缓解,红细胞沉降率、C 反应蛋白恢复正常。

(2)淋巴结:腹部影像学检查示残留病灶较前显著缩小。

✿ 讨论和思考

司妥昔单抗治疗起效快、疗效持续时间长、安全性好等优点使其在多个权威指南中成为目前治疗 Castleman 病的一线选择，大多用于 iMCD 患者。由于大多数 UCD 患者仅通过手术即可获得不错疗效，司妥昔单抗在 UCD 中的应用较少。

本病例由于原发病灶包绕肠管，手术无法全切致术后仍有残留病灶，且患者乏力、盗汗的高炎表现未明显缓解，我们借鉴了用于 iMCD 的全身治疗方案减轻高炎状态，以期改善患者的生活质量，加强疾病缓解深度，降低远期复发率。考虑到患者肿瘤负荷不高，我们仅采用司妥昔单抗单药治疗方案。可喜的是司妥昔单抗在此患者上表现出令人满意的疗效——4 个疗程后患者盗汗、乏力的症状已明显改善，复查的影像学也显示残留病灶与初诊时相比显著缩小，据此又追加 2 个疗程。现患者已无高炎症状。

此病例提示司妥昔单抗虽然是推荐 iMCD 的一线治疗用药，对于有高炎症状且病灶又不能完全切除的部分 UCD 患者，仍不失为一种安全且有效的初步治疗用药。当然仍有许多问题需要更多的病例去证实，如司妥昔单抗用于 UCD 患者几个疗程为最佳？与利妥昔单抗治疗相比有无优势？是否需要维持治疗等一系列问题。

（武汉大学中南医院　何　靖）

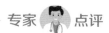

专家 点评

Castleman 病是临床上相对少见的一类淋巴增殖性疾病，病理类型不同，预后也不一样。根据淋巴结与器官累及范围,又可分为 UCD 和 MCD,这种分类和病理分型有交叉。MCD 预后相对较差。根据临床表现,其危险度分层可分为重型和非重型。对于 MCD,危险度分层和是否具有高炎状态是指导治疗方案选择的重要依据。对于 UCD,手术治疗是一线选择;而对于不能手术切除的,则可选择利妥昔单抗±化疗、放疗等。该患者诊断明确,并且无法通过手术完整切除。此外,对于高炎状态,我们选择的是司妥昔单抗,而没有选择利妥昔单抗。通过治疗,患者在影像学上达到了部分缓解,症状上达到了完全缓解,从目前来看是一个比较成功的案例。凸显了 Castleman 病与淋巴瘤发病机制及生物学上的不同——高炎状态对 Castleman 病发生、发展的促进作用。有鉴于此,我们期待后续有更多的临床数据以及前瞻性研究指导司妥昔单抗在 Castleman 病的应用。

(武汉大学中南医院　周芙玲)

主要参考文献

[1] VAN RHEE F, OKSENHENDLER E, SRKALOVIC G, et al. International evidence-based consensus diagnostic and treatment guidelines for unicentric Castleman disease [J]. Blood Adv, 2020, 4 (23):6039－6050.

[2] ZHANG L, ZHAO A L, DUAN M H, et al. Phase 2 study using oral thalidomide-cyclophosphamide-prednisone for idiopathic multicentric Castleman disease [J]. Blood, 2019,133(16):1720－1728.

[3] ZHANG M-Y, JIA M N, CHEN J, et al. UCD with MCD-like inflammatory state: surgical excision is highly effective [J]. Blood Adv, 2021,5(1):122－128.

病例介绍

患者，女性，42 岁，既往体健。

2022 - 7 因"双下肢水肿 2 个月"就诊外院。

查体：耳后、颌下、颈部可及肿大淋巴结（直径为 1 cm×2 cm），质偏硬，表面光滑，无触痛，下肢凹陷性水肿。

血白蛋白：18.1 g/L。

肾活检病理提示符合肾小球膜性肾病伴节段系膜区 IgA 沉积。

胸部 CT 提示两肺多发结节，转移瘤？淋巴瘤肺部浸润？感染性病变待排。

PET/CT 提示考虑 IgG4 相关性自身免疫病可能，淋巴瘤、Castleman 病等待排。

颈部淋巴结病理：左侧淋巴结淋巴组织增生伴浆细胞增生，部分生发中心萎缩，考虑 Castleman 病（浆细胞型）。

转至我院后进一步检查如下。

血常规：白细胞 10.41×10⁹/L，血红蛋白 97 g/L，血小板 477×10⁹/L。

血生化指标:白蛋白 17.8 g/L,球蛋白 62.3 g/L,血肌酐 62 μmol/L,eGFR 118.2 mL/(min · 1.73 m²),IgG 41.66 g/L(↑),IgA 8.32 g/L(↑),IgM 2.98 g/L(↑),IgG₄ 5.85 g/L(↑),乳酸脱氢酶 141 U/L。

T－spot 检测:阴性;C 反应蛋白 30.9 mg/L(↑);红细胞沉降率 69 mm/h(↑);β 微球蛋白 2 334 μg/L(↑)。

24 小时尿蛋白:12.73 g/24 h(↑)。

血清 IL－6:20.25 ng/L(↑),IL－1β 14.63 ng/L(↑),IL－5 5.68 ng/L(↑)。

血、尿免疫固相电泳:均为阴性。HIV、梅毒抗体阴性。

抗核抗体:弱阳性;血清 EBV 未检出。

骨髓常规及活检未见明显肿瘤依据。

胸部 CT:两肺内见多发分布的结节样、斑片样高密度影,界清,大者约 25 mm×16 mm,部分结节呈分叶状,周围见毛刺;纵隔及两侧腋下见多发淋巴结,部分肿大(图 4－1)。

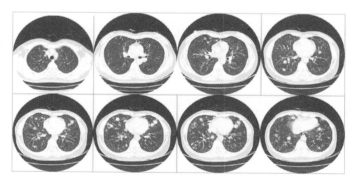

▲ 图 4－1 患者发病时胸部 CT 表现

　　我院病理会诊报告:左侧颈部淋巴结淋巴组织增生性病变,结合临床全身多发淋巴结肿大及血液实验室检查结果,符合 Castleman 病(浆细胞型)。

　　肺穿刺组织病理:镜下以均质红染的玻璃样变或淀粉样变纤维组织为主,其间见多灶状淋巴细胞及浆细胞浸润(图 4-2),结合免疫组化及刚果红染色结果,送检组织为淀粉样变的纤维组织伴淋巴组织增生及浆细胞增生(多克隆增生),IgG4 阳性浆细胞明显增多,符合 IgG4 相关性炎症改变伴淀粉样变。请紧密结合临床及其他相关检查。

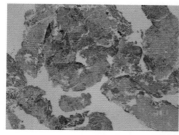 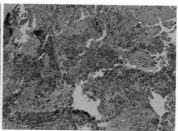

▲ 图 4-2　肺组织病理(HE 染色)

　　肺穿刺组织结核分枝杆菌复合群 DNA:未检出。

⚕ 诊断及危险度分层

　　iMCD(HHV-8 阴性,浆细胞型,非重型)。

⚕ 鉴别诊断要点

　　本病例以蛋白尿、多发淋巴结肿大及肺部多发结节病灶为主要临床表现,潜在的鉴别诊断包括结缔组织病、肾病、感染性疾病以及恶性肿瘤等。

（1）患者无 HIV、结核、梅毒、EBV 及 CMV 感染,基本除外感染性疾病所致淋巴结"Castleman 样"改变可能。

（2）患者血/尿免疫固定电泳阴性,无典型骨硬化性骨髓瘤（POEMS 综合征）相关临床表现,如周围神经病、硬化性骨病、皮肤改变、浆膜腔积液、内分泌紊乱等,可除外骨硬化性骨髓瘤。

（3）患者抗核抗体谱阴性,可基本除外 SLE 等可能引起淋巴结"Castleman 样"改变的自身免疫病。

结合患者淋巴结病理,HHV - 8 阴性,存在症状和高炎状态,符合 iMCD 的诊断。同时,患者没有血小板减少、重度水肿/浆膜腔积液、骨髓纤维化、肾功能损伤等表现,不符合 iMCD - TAFRO 的诊断标准,因此最终诊断为 iMCD - NOS。

虽然本例患者病理检查中见到较多的 IgG4 细胞,但是结合病史及实验室检查,最终报告仍然是 iMCD。

⊕ 治疗原则

基于《中国 Castleman 病诊断与治疗专家共识（2021 年版）》建议,由于 iMCD 的治疗暂无标准方案,无论是初治患者还是难治/复发患者,均推荐其积极参与临床研究。其中推荐的一线方案:①司妥昔单抗±泼尼松;②TCP 方案;③R - CVP 方案（利妥昔单抗＋长春新碱＋环磷酰胺＋泼尼松）;④利妥昔单抗±泼尼松。

⊕ 治疗过程

鉴于肺部受累、肾脏病变合并低蛋白血症、轻度贫血和患者意愿等综合考虑,采用单药司妥昔单抗治疗。

【治疗方案】司妥昔单抗 11 mg/kg,每 3 周 1 次,静脉滴注。2022 - 8 - 19、2022 - 9 - 10、2022 - 10 - 1、2022 - 10 - 23、2022 - 11 - 19、2022 - 12 - 10、2023 - 1 - 19,2023 - 2 - 19 予司妥昔单抗治疗,共 8 次。

【不良反应】未发生。

【疗效评估】治疗 7 个疗程后。

(1)症状评估:患者发病时双下肢水肿,现消退。

(2)生化指标:24 小时尿蛋白明显减少,治疗前 12.73 g/24 h,治疗后 2.01 g/24 h;血 IgG 量明显减少,治疗前 41.66 g/L,治疗后 19.70 g/L;C 反应蛋白较前降低,治疗前 30.9 mg/L,治疗后 11.7 mg/L;血白蛋白较前恢复,治疗前 17.8 g/L,治疗后 25.3 g/L(图 4 - 3)。

(3)影像学检查:2022 - 11 - 18 复查胸部 CT 示肺部多发结节病灶,与前相仿。

【讨论与思考】

基于目前研究可以看到,IL - 6 在一部分 iMCD 患者的症状学、组织病理学和发病机制中是必要和充分的。以 IL - 6 为靶点的治疗是目前 iMCD 患者最重要的治疗选择。由于血清 IL - 6 水平不能预测抗 IL - 6 治疗的疗效,因此治疗前 IL - 6 水平不是使用抗 IL - 6 治疗的依据。对于这些药物在 iMCD 中的活性,目前没有明确最低的 IL - 6 水平值。在随机试验中,约一半对司妥昔单抗治疗无反应的患者,其基线时 IL - 6 水平没有升高。

本病例使用 7 个疗程后疗效评估仍在疾病稳定与部分缓解之间,不知是否与患者发病时 IL - 6 水平升高不明显有关。本例患者淋巴结及肺穿刺组织病理中均伴有 IgG4 阳性细胞增

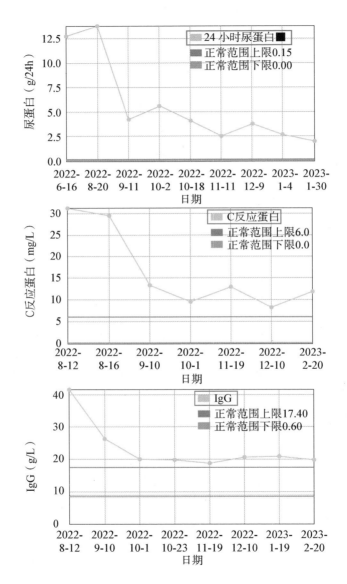

▲ 图 4‐3　患者治疗前后 3 项生化指标变化

多，虽然 Castleman 病的病理中可出现伴有 IgG4 细胞增多的情况，但是对于这部分患者群体是否在治疗上存在差异，目前没有相关报道。

另外，本病例伴有明显的肺部病灶，治疗后病灶吸收不明显。在 iMCD 患者中肺部病变并不少见，但文献报道的并不多。近期北京协和医院发表的报道中统计了 2000‐1 至 2022‐4 间的 233 例 iMCD‐NOS 患者，162 例患者接受胸部 CT 检查，其中 58 例（35.8%）患者伴有肺部损害，多表现为结节（96.6%）、囊肿（65.5%）、实变（22.4%）、间质增厚（50.0%～87.9%）、磨玻璃样改变（55.2%），再对其中 35 例接受系统治疗的 iMCD 患者，中位随访 15 个月，多数患者在治疗后平均 10 个月内肺部病变得到改善。提示 iMCD 患者治疗肺部病灶吸收较慢，且不同影像学改变的病灶治疗后改善情况不一致，可能与不同病理类型有关，可做进一步探讨。

（温州医科大学附属第一医院　章　瑜　江松福）

专家 点评

Castleman 病，又称血管滤泡性淋巴样增生，是一组具有共同组织病理学特征的异质性淋巴细胞增生性疾病。本例为典型的 iMCD 患者，在经过司妥昔单抗多个疗程治疗后各项指标都有明显好转，提示治疗有效，但肺部病变改善不明显。根据北京协和医院报道，除了肺部囊性变患者，其余大部分患者经过积极治疗后肺部病变得到明显好转。相信本病例在不久的将来肺部病灶也会得到改善。但是对于各种不同影像学表现的患者在肺部病理改变上有着怎样的区别，目前不得而知，可在后续临床中进一步研究。

同时本病例淋巴结及肺穿刺组织病理中均伴有 IgG4 阳性细胞增多，但是 MCD 患者平均 IgG4/IgG 阳性浆细胞比例为 52%；这与 IgG4 相关性疾病（IgG4 - RD）患者的平均 IgG4/IgG 阳性浆细胞比例（58%）相当。因此，IgG4 - RD 和 MCD 之间的区别不能仅根据 IgG4/IgG 阳性浆细胞比例来判断。IgG4 - RD 是一种相对较新的疾病实体，其性质和临床特征尚未明确界定，需要积累更多的病例以进一步明确。

（温州医科大学附属第一医院　江松福）

主要参考文献

［1］CASPER C, CHATURVEDI S, MUNSHI N, et al. Analysis of inflammatory and anemia-related biomarkers in a randomized, double-blind, placebo-controlled study of siltuximab (anti-IL-6 monoclonal antibody) in patients with multicentric Castleman disease ［J］. Clin Cancer Res, 2015, 21(19):4294 - 4304.

［2］ZHOU J M, ZHANG L, LIU X Q, et al. Evolution of pulmonary involvement in idiopathic multicentric Castleman disease not otherwise specified: from nodules to cysts or consolidation ［J］. Chest, 2023, 164(2):418 - 428.

［3］STONE J H, BRITO-ZERÓN P, BOSCH X, et al. Diagnostic approach to the complexity of IgG4-related disease ［J］. Mayo Clin Proc, 2015, 90(7):927 - 939.

［4］SATO Y, KOJIMA M, TAKATA K, et al. Multicentric Castleman's disease with abundant IgG4-positive cells: a clinical and pathological analysis of six cases ［J］. J Clin Pathol, 2010, 63(12):1084 - 1089.

［5］SATO Y, KOJIMA M, TAKATA K, et al. Systemic IgG4-related lymphadenopathy: a clinical and pathologic comparison to multicentric Castleman's disease ［J］. Mod Pathol, 2009, 22(4):589 - 599.

常恐歧路多，尽处终有逢
——司妥昔单抗治疗浆细胞型多中心型 Castleman 病一例

 病例介绍

患者，男性，33 岁。2021 - 3 - 25 第 1 次收入血液科。

主诉：淋巴结肿大 5 年，乏力 3 年，双下肢水肿 10 余天。

现病史：患者于 2016 - 2 发现全身多处淋巴结肿大，主要位于耳后、颈部、锁骨上、腋窝、腹股沟，无疼痛，伴乏力，当地就诊，查血常规：白细胞 8.09×10^9/L，血红蛋白 85 g/L，血小板 468×10^9/L；红细胞沉降率 80 mm/h。肝/肾功能：白蛋白 24.4 g/L，球蛋白 84.9 g/L。免疫球蛋白：IgG 65.7 g/L，IgA 6.86 g/L，IgE（E1）6 696 μg/L（2 790 IU/mL），β_2 微球蛋白 3.18 mg/L，κ 轻链 15.3 g/L，λ 轻链 6.69 g/L，IgG1＞28 900 mg/L，IgG2＞11 600 mg/L，IgG3＞1 490 mg/L，IgG4＞12 900 mg/L；IL - 6 215.6 ng/L。影像学检查示：肝、脾增大；双侧腋窝、纵隔、肺门旁、腹腔内、腹膜后、腹股沟多发淋巴结肿大。颈部淋巴结活检：淋巴结结构完整，淋巴滤泡增生，部分滤泡中心萎缩，滤泡间区及淋巴窦内见大量浆细胞浸润，形态较成熟，免疫组化阳性表达

IgG 和 IgG4（IgG4/IgG＜40％），考虑 Castleman 病（浆细胞型）。临床诊断：IgG4 相关性疾病（IgG4-RD），2 年间先后就诊于多家外院（北京、上海），均考虑此病。治疗：泼尼松 10 mg，每日 3 次，效果欠佳，减量至停药共 3 个月。2018-4 出现明显乏力，劳累后颜面及双下肢水肿。血常规：白细胞 $5.83×10^9$/L，血红蛋白 28 g/L，血小板 $352×10^9$/L；红细胞沉降率 80 mm/h。风湿系列：抗 SSA/SSB 阳性，ANA 1:640 阳性，C 反应蛋白＞120 mg/L。颈部淋巴结病理会诊：结构保存，滤泡周围见较多形态成熟浆细胞。免疫组化：Ki-67、CD20、CD79a 滤泡阳性，IgG、IgG4、CD38、CD138 部分阳性，Bcl-2、CD3、CD68 滤泡周围阳性，考虑为 IgG4 相关性淋巴结炎。骨髓：增生活跃，浆细胞 10％，正常表型。PET/CT 检查示：双侧颈部、锁骨上、胸肌下、腋窝、纵隔、肺门、腹盆腔、胰周、腹膜后、髂总血管旁、盆壁、腹股沟多枚中高摄取氟代脱氧葡萄糖（FDG）淋巴结影（大者大小为 4 cm×2.4 cm），SUV_{max} 2～4.5，SUV_{mean} 1.2～2.5，考虑淋巴瘤可能性大，双肺淋巴瘤浸润不除外。诊断：IgG4-RD，干燥综合征（SS）。治疗：泼尼松 40 mg，每日 1 次；后自行停药，疗程不详。3 年来反复间断输血治疗。2021-3 来我院后完善检查。血常规：白细胞 $7.58×10^9$/L，血红蛋白 80 g/L，血小板 $147×10^9$/L，C 反应蛋白 106 mg/L，红细胞沉降率＞80 mm/h。血气分析：pH 7.43，PaO_2 59.3 mmHg，$PaCO_2$ 28.5 mmHg，SaO_2 91.6％，HCO_3^- 18.4 mmol/L（呼吸性碱中毒伴代谢性酸中毒）。肝、肾功能：白蛋白 24 g/L，球蛋白 69.3 g/L,肌酐 64 μmol/L;24 小时尿蛋白 3 384.36 mg。N 末端 B 型脑钠肽前体(NT - proBNP)6 393.28 ng/L。输血常规:无异常。免疫谱:ANA 1:160 阳性,抗心磷脂抗体 IgA 20.49 RU/mL,抗 β_2 糖蛋白 1 IgGAM 272.14 RU/mL。外送:IL-6 72.2 ng/L,VEGF 155.68 ng/L。

痰培养:白念珠菌。免疫球蛋白:IgG 54.7 g/L,IgA 5.02 g/L,IgG4 16 400 mg/L。免疫固定电泳:M 蛋白免疫分型未见异常。尿免疫固定电泳:未见异常。

胸部 CT(图 5-1):右肺下叶 IgG 相关性疾病? 肿瘤性质待排,淋巴瘤?

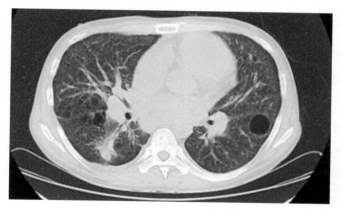

▲ 图 5-1 胸部 CT

彩超:肝、脾大,多发淋巴结肿大:双侧颈部(大小为 2.5 cm×1.0 cm)、腋窝(大小为 3.6 cm×2.1 cm)、腹股沟(大小为 4.1 cm×1.8 cm)。

超声心动图:右心大、右心室收缩功能减低(轻度)、左心室舒张功能减低（轻度）、三尖瓣反流（中重度）、肺动脉瓣反流（轻中度）、肺动脉高压（重度），射血分数（EF）60%。

既往史：痔疮病史 5 年；头部外伤、皮肤缝合手术史；间断输血史。

过敏史：无。

☙ 诊断及危险度分层

iMCD-NOS（浆细胞型，非重型）。

☙ 鉴别诊断要点

该患者多发淋巴结肿大、肝、脾大、贫血、白蛋白低，球蛋白升高，多次外院诊断 IgG4-RD，需考虑的鉴别诊断包括：①淋巴结肿大相关疾病。感染性疾病，如病毒、细菌、真菌、寄生虫、螺旋体、衣原体感染等；免疫性疾病，如 IgG4-RD、SLE、SS、类风湿关节炎（RA）、斯蒂尔（Still）病、皮肌炎、血清病等；造血系统疾病，如白血病、淋巴瘤、Castleman 病、淋巴瘤样肉芽肿等；其他，如戈谢（Gaucher）病、药物反应、结节病、甲状腺功能亢进、淋巴结炎性假瘤、转移癌等。②球蛋白增高相关疾病。多克隆高球蛋白血症，如感染性疾病；自身免疫病；肿瘤；淋巴增生性疾病（LPD）。单克隆高球蛋白血症（非 IgM 型），如多发性骨髓瘤/冒烟性多发性骨髓瘤（MM/SMM），意义未明单克隆丙种球蛋白血症（MGUS），骨硬化性骨髓瘤，AL 型淀粉样变性，淋巴浆细胞性淋巴瘤（LPL），单克隆类风湿因子血症。单克隆高球蛋白血症（IgM 型），如华氏巨球蛋白血症/淋巴浆细胞性淋巴瘤

（WM/LPL），MGUS，骨硬化性骨髓瘤。③淋巴结 Castleman 样病理改变。感染性疾病，如 HIV 感染、梅毒、EBV 感染、结核等；血液系统疾病，如 Castleman 病、骨硬化性骨髓瘤、淋巴瘤、浆细胞瘤、滤泡树突细胞肉瘤等；免疫性疾病，如 Castleman 病样的 IgG4-RD、SLE、RA、自身免疫性淋巴细胞增生综合征等。

IgG4-RD 主要诊断标准包括一个或多个器官弥漫性/肿块性增大；血清 IgG4 升高（＞1.35 g/L）；组织学检查：淋巴细胞和 IgG4 阳性浆细胞浸润（IgG4 阳性浆细胞/IgG 阳性浆细胞＞40％，且 IgG4 阳性浆细胞＞10 个/Hp），并伴有特征性纤维化。排除标准包括：①需从各个受累脏器获取组织样本以区分恶性肿瘤（如癌症、恶性淋巴瘤）和相似的良性疾病（如 SS、原发性硬化性胆管炎、多中心 Castleman 病、继发性腹膜后纤维化、肉芽肿性多血管炎、结节病、嗜酸性肉芽肿性多血管炎）。②在高热、C 反应蛋白显著升高和中性粒细胞增多的患者中，需排除感染或炎症相关的疾病。该患者不符合 IgG4-RD 的主要诊断标准，存在排除标准的 SS 和 Castleman 病，因此可排除 IgG4-RD。

Castleman 病诊断金标准：淋巴结病理，病理分型包括透明血管型和浆细胞型。浆细胞型的典型表现为滤泡生发中心萎缩、增多的浆细胞浸润、多数浆细胞形态成熟、无免疫球蛋白轻链限制性表达。临床分型包括 UCD 和 MCD。UCD 表现为≥2 个淋巴结区域受累，除淋巴结肿大外，常伴有发热、盗汗、乏力、体重下降、贫血、肝/肾功能不全、水肿、胸/腹积液等全身表现。患者存在多个淋巴结区域受累，存在高炎症状，病理支持浆细胞型 Castleman 病，符合 iMCD 的诊断。同时，患者没有血小板减少、重度水肿/浆膜腔积液、骨髓纤维化、肾功能损伤等表现,不符合 iMCD－TAFRO 的诊断标准,最终完整诊断为 iMCD－NOS。确诊 iMCD 后,根据国内外共识,需要根据患者是否存在 ECOG 评分差(≥2 分)、肌酐清除率显著下降(<30 mL/min)、重度水肿/浆膜腔积液、血红蛋白<80 g/L、肺部受累表现,将其分为"重型"及"非重型",根据前述标准,本患者为"非重型"。

⊕ 治疗原则

非重型 iMCD:基于包括目前 iMCD 治疗领域唯一一项随机双盲对照研究在内的循证医学证据,推荐司妥昔单抗(IL－6 单抗)作为非重型 iMCD 患者的一线治疗方案。该项研究中,司妥昔单抗 11 mg/kg,每 3 周 1 次,静脉给药,34％的患者获得持续肿瘤及症状缓解。其他一线治疗方案包括 TCP 方案和以利妥昔单抗为基础的治疗。一项前瞻性 Ⅱ 期临床研究显示,采用 TCP 方案的患者,48％获得持续肿瘤及症状缓解。利妥昔单抗虽暂无前瞻性循证医学证据,但根据病例报道和回顾性研究,亦推荐其作为非重型 iMCD 的一线治疗方案。对前述某种一线治疗方案疗效不佳或疾病进展的患者可以考虑包括硼替佐米、西罗莫司、来那度胺等药物的单药或联合治疗。单纯糖皮质激素能够改善患者高炎相关症状,可与前述治疗联合应用(如在司妥昔单抗的基础上,泼尼松 1 mg/kg,第 1 天起始,4~8 周后逐渐减量并停用,有效的患者可长期使用司妥昔单抗治疗),不推荐单用糖皮质激素治疗 iMCD。推荐的一线方案如下:

(1)司妥昔单抗±泼尼松:司妥昔单抗 11 mg/kg,每 3 周 1 次,静脉给药,治疗有效患者可长期用药,直至疾病进展或不耐受;泼尼松 1 mg/kg,第 1 天起始,4~8 周后逐渐减量并停用。

(2) TCP 方案:沙利度胺 100 mg,每日 1 次,口服;环磷酰胺 300 mg/m²,每周 1 次,口服;泼尼松 1 mg/kg,每周 2 次,口服。治疗有效患者用药满 1 年后改为沙利度胺单药维持治疗 1 年。

☯ 治疗过程

(1) 2016 - 2—2021 - 3 不规律单用激素治疗。

(2) 2021 - 3—2023 - 4 TCP 方案:沙利度胺(100 mg,每晚 1 次)+环磷酰胺(0.57 g,每周 1 次)+泼尼松(70 mg,每周 2 次)。疗效评估:乏力减轻,颜面、双下肢水肿消退,C 反应蛋白、血红蛋白、白蛋白、肾小球滤过率(GFR)均改善超过 50%,淋巴结肿大达部分缓解,综合评估达部分缓解。

(3) 2023 - 3 复查 C 反应蛋白升至 123 mg/L,红细胞沉降率>80 mm/h,血红蛋白 59 g/L。肝、肾功能:白蛋白 19 g/L,球蛋白 71 g/L,肌酐 142 μmol/L。免疫球蛋白:IgG 70.9 g/L、IgG4 12 700 mg/L,考虑疾病进展。于 2023 - 4 - 26 开始给予司妥昔单抗 600 mg,每 21 天 1 次,已用 2 次。症状明显改善,复查血红蛋白升至 81 g/L,白蛋白 27.5 g/L,球蛋白 52 g/L,肌酐 90.7 μmol/L,C 反应蛋白 61 mg/L,免疫球蛋白:IgG 47.3 g/L、IgG4 7 580 mg/L,淋巴结暂未评估,评估生化指标为部分缓解。

☯ 讨论和思考

2018 年,CDCN 发布了 iMCD 诊疗指南,首次提出基于循证医学证据的该病治疗推荐。根据该指南,对于初治的 iMCD 患者,推荐使用包括司妥昔单抗在内的 IL - 6 靶向治疗作为一线治疗的首选策略。而司妥昔单抗,则是唯一以 Ⅰ 类证据推荐进入该指南的针对 iMCD 的治疗药物。2021 年版的 NCCN 指南中,该药被推荐用于所有病理类型 iMCD 的一线治疗。2021年,中国 Castleman 病协作组编写了国内 Castleman 病诊治共识,也将司妥昔单抗作为初治 iMCD 的首选治疗推荐。

司妥昔单抗 II 期研究,是 iMCD 治疗领域第 1 项,也是目前唯一一项随机、双盲、安慰剂对照研究。这项研究在 19 个国家 38 家医学中心进行,共纳入 79 例成人(年龄≥18 岁)iMCD 患者,按 2∶1 随机分配至司妥昔单抗+最佳支持治疗(best supportive care,BSC)组(11 mg/kg,每 3 周 1 次,$n=53$)和安慰剂+BSC 组($n=26$)进行治疗。这项研究纳入患者的基线状况复杂,有 55% 的患者既往接受过其他治疗无效或进展。II 期研究结果显示:司妥昔单抗治疗组肿瘤缓解的患者比例达 51%(经研究者评估),症状持续缓解(至少持续 18 周)的患者比例为57%。中位随访时间为 422 天,在此期间,34% 的患者肿瘤与症状双持续缓解的中位时间为 383 天。

该患者诊断过程曲折,初治时诊断为 IgG4-RD,单用激素疗效不佳,疾病未控制,明确诊断为 Castleman 病后给予 TCP方案治疗,疾病达到部分缓解,持续 2 年多后疾病再次进展,后给予司妥昔单抗治疗 2 个疗程,症状及炎症指标快速达到部分缓解。相比其他针对 iMCD 的治疗,司妥昔单抗具有起效快(症状恢复的中位时间为 0.8 个月,C 反应蛋白恢复正常的中位时间为 2.1 个月,达到淋巴结疗效的中位时间为 4.1 个月)、疗效持续时间长(长期控制率 97%)、安全性好(长期用药,未发现剂量累积毒性)的优点。从本例患者的治疗经过也不难看出,仅经过 6 周的治疗,患者快速达到部分缓解,表现出该药起效快的特点。

糖皮质激素虽然对部分 iMCD 患者有一定疗效,但单药用药的有效率低,长期较大剂量使用的副作用大,且疗效难以持续。就本例患者来看,使用糖皮质激素治疗确有一定疗效(体温恢复正常),但长期较大量使用糖皮质激素控制该病已不是目前的主流策略,之后使用司妥昔单抗后,则能够在不使用糖皮质激素的条件下良好控制疾病。

值得一提的是,司妥昔单抗治疗 iMCD 需持续用药,文献中最长使用该药的患者已经安全用药 15 年以上。基于该药良好的安全性特征,采取这种长期用药策略显然是可行的。对于本病例而言,若能持续维持部分缓解及以上疗效,是非常适合长期司妥昔单抗治疗的。根据既往研究的给药计划,在早期 11 mg/kg,每 3 周 1 次给药,达到疾病良好控制后,也可以考虑将给药频率调整为每 6 周 1 次,以增加依从性和提升患者生活质量。疗效评估方面,目前推荐对 iMCD 进行包括症状、生化指标和影像学在内的综合评估。在达到最佳疗效前,一般推荐每月进行症状和生化指标(至少包括血红蛋白、白蛋白、肌酐、C 反应蛋白)的评价。由于目前治疗的核心目标在于控制高炎状态,而非淋巴结大小,影像学评估的频率不必过密。根据 CDCN 指南推荐,治疗 6 周时可进行首次影像学评估,之后可将间隔拉长至每 3 个月 1 次评估,直至达到最佳疗效。

(青岛市市立医院　吴弘英)

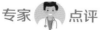

专家　点评

本案是一例年轻男性,以淋巴结肿大为首发症状,合并贫血、低蛋白血症、IgG 异常增高,两次淋巴结病理诊断分别考虑 Castleman 病及 IgG4 - RD,根据患者症状及淋巴结病理综合诊断,考虑为iMCD-NOS(浆细胞型,非重型)。初始治疗给予单用糖皮质激素,疾病控制不佳,后给予TCP方案治疗,获得了2年的疾病缓解期,疾病再次进展后更换为司妥昔单抗,疾病得到快速控制,提示高炎状态的Castleman病对司妥昔单抗反应良好,但是否单药可达到长期控制的目的,还需要更长的随访时间,且药物价格昂贵,患者难以承担规律、及时的用药,是否可联合其他方案,是值得探讨的问题。

(青岛市市立医院　钟玉萍)

☰ 主要参考文献

[1] VAN RHEE F, VOORHEES P, DISPENZIERI A, et al. International, evidence-based consen-sus treatment guidelines for idiopathic multicentric Castleman disease [J]. Blood, 2018, 132 (20):2115-2124.

[2] 中华医学会血液学分会淋巴细胞疾病学组,中国抗癌协会血液肿瘤专业委员会,中国Castleman病协作组.中国Castleman病诊断与治疗专家共识(2021年版)[J].中华血液学杂志,2021,42(7):529-534.

6 蹊跷的肾功能损害
——司妥昔单抗治疗多中心型 Castleman
病一例

 病例介绍

　　患者,男性,67 岁。

　　2022-5 患者因"尿频、尿急"就诊于上海交通大学医学院附属瑞金医院,查肌酐 150 μmol/L,B 超检查示膀胱左侧不均质回声,行 CT 尿路造影(CTU)示"盆腔左侧占位性病变(8.3 cm×8.1 cm)伴周围多发增大淋巴结,左侧肾盂扩张伴积水",伴间断盗汗、乏力,无发热、纳差、体重减轻等不适。2022-6-29 行后腹膜肿物切除术＋左侧输尿管扩张术,留置双 J 管。病理:Castleman 病(透明血管型)。术后 1 个月诉仍有乏力,于肾内科复查血红蛋白 108 g/L,肌酐进行性上升至 253 μmol/L,红细胞沉降率 27 mm/h,C 反应蛋白 38.2 mg/L,24 小时尿蛋白 932 mg。B 超检查示肝、脾正常大小,双肾弥漫性病变,符合内科肾病,建议肾脏穿刺活检遭患者拒绝。

　　2022-8-20 血液科会诊予以抗核抗体谱、免疫球蛋白全套、免疫固定电泳、肿瘤标志物、乙型肝炎病毒(HBV)、丙型肝炎病毒(HCV)和 HIV、CMV-DNA、EBV-DNA 检测,均未见异常。骨髓涂片、流式细胞学检查未见明显异常,活检提示造血细胞三系增生正常范围,网状染色 0 级。PET/CT 检查示(图 6-1):后腹膜 Castleman 病术后,左侧输尿管置入双 J 管;腹膜后及双侧盆壁旁多发淋巴结显示,部分形态肿大伴代谢增高(1.7 cm×1.5 cm,SUV$_{max}$ 约4.0);降主动脉周围结节灶伴轻度代谢增高(1.6 cm×0.9 cm,SUV$_{max}$ 约 3.0)。请病理科于原后腹膜手术病灶行潜伏期相关核抗原(LANA)-1 检测,提示阴性。

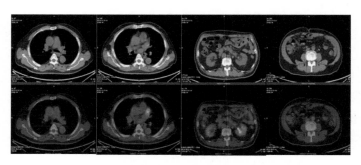

▲ 图6-1　患者接受司妥昔单抗治疗前的 PET/CT

后腹膜 Castleman 病术后,腹膜后及双侧盆壁多发淋巴结显示,降主动脉周围结节病灶,FDG 代谢增高。图片来源:上海交通大学医学院附属瑞金医院核医学科。

入院查体:ECOG 评分为 1 分,浅表未触及肿大淋巴结,心、肺听诊未及明显异常。

既往史、个人史、家族史:既往高血压病史 10 余年,最高血压达 150/95 mmHg,未规律服药控制。余无特殊。

⊛ 诊断及危险度分层

（1）iMCD（透明血管型、非重型）。

（2）高血压 1 级低危组。

⊛ 鉴别诊断要点

本病例以后腹膜占位、肾功能不全伴乏力盗汗为主要临床表现，需与恶性肿瘤后腹膜转移、感染性疾病以及结缔组织病等相鉴别。腹膜后病灶活检病理是本病例明确诊断的重要突破口。患者经后腹膜病灶完整切除活检，病理符合 Castleman 病（透明血管型）。根据《中国 Castleman 病诊断与治疗专家共识（2021 年版）》，对于病理符合 Castleman 病的患者，还需除外能引起淋巴结呈"Castleman 样"改变的其他基础疾病。

患者无 HIV、HBV、HCV、结核感染，无 EBV、CMV 活动性感染，胸部 CT 检查未见明显异常，基本可排除感染性疾病所致的"Castleman 样"改变。

患者免疫固定电泳阴性，骨髓未见异常造血细胞、无手足麻木等外周神经病变症状，肝、脾未及肿大，基本可除外肿瘤、淋巴增殖性疾病和骨硬化性骨髓瘤。

患者抗核抗体谱阴性，可基本排除结缔组织病等引起淋巴结呈"Castleman 样"改变的自身免疫病。

除外以上鉴别诊断，该患者存在多个淋巴结区域受累，伴有乏力和高炎状态，同时存在贫血和肾功能不全（经过手术解除肾后性梗阻但肾功能进行性下降伴肾小球性蛋白尿），HIV 阴性，LANA - 1 检测阴性，排除 HHV - 8 感染，考虑符合 iMCD。另外，患者没有发热、血小板减少、胸/腹腔积液、骨髓纤维化或者器官肿大表现,不符合 iMCD-TAFRO 的诊断。虽然肾功能不全是该患者的主要表现之一,eGFR 最低 21.6 mL/(min·1.73 m²),但 ECOG 评分≥2 分、水肿/浆膜腔积液、贫血(血红蛋白≤80 g/L)、肺部受累/呼吸困难 4 个方面未能符合重型标准,故最终诊断为 iMCD-NOS(非重型)。

❀ 治疗原则

以往 iMCD 的治疗主要依赖包括糖皮质激素、利妥昔单抗为基础的免疫治疗方案。随着更多的循证医学数据积累,目前无论是重型或是非重型,iMCD 治疗的首选都是以 IL-6 为靶点的治疗,其中明确具有循证医学证据的药物是司妥昔单抗。临床试验结果显示中位随访 6 年,97%的患者在最后一次随访中达到疾病控制。有意思的是,基线 IL-6 水平与司妥昔单抗的疗效并无明确相关性,而 C 反应蛋白、血红蛋白、纤维蛋白原对于疗效具有预测作用。因此,2014 年美国食品药品监督管理局(FDA)批准司妥昔单抗作为 iMCD 一线治疗用药,《中国 Castleman 病诊断与治疗专家共识(2021 年版)》也将司妥昔单抗列入 iMCD 的一线推荐方案。

该患者经过手术切除部分病灶明确诊断,术后仍存在高炎状态,伴有贫血、肾功能不全进行性加重,虽然基线 IL-6 水平并未升高,我们依然选择司妥昔单抗作为一线治疗方案。

❀ 治疗过程

【治疗方案】司妥昔单抗 11 mg/kg,每 3 周 1 次,静脉给药,8 个疗程;醋酸泼尼松片 25 mg,每日 1 次,口服(逐步减量至第 4 个疗程停用)。

【不良反应】未发生。

【疗效评估】用药 4 个疗程后。

（1）症状评估：乏力、盗汗症状消失。

（2）生化指标：血肌酐 148 μmol/L（治疗前 253 μmol/L），eGFR 43.6 mL/（min · 1.73 m^2）［治疗前 25 mL/（min · 1.73 m^2）］，血红蛋白 124 g/L（治疗前 108 g/L），C 反应蛋白 0.2 mg/L，红细胞沉降率 6 mm/h，白蛋白 39 g/L。

（3）淋巴结：影像学提示原手术部位无新增病灶，残留病灶大小无明显变化。

参照《中国 Castleman 病诊断与治疗专家共识（2021 年版）》疗效评估标准，患者经过司妥昔单抗治疗 4 个疗程，已达到症状完全缓解，生化指标部分缓解，淋巴结部分缓解，提示治疗有效。

⊛ 讨论和思考

Castleman 病的治疗往往根据分型来制定治疗策略，UCD 主要以手术切除和放疗等局部治疗手段为主；MCD 以利妥昔单抗和糖皮质激素联合化疗为主。根据以往临床观察，传统化疗复发率较高，且长期糖皮质激素治疗副作用大。近年来的研究发现，IL-6 作为一种参与炎症、免疫及造血的多效性细胞因子，在 MCD 的发病机制中发挥着关键作用，因此靶向 IL-6 成为一种新的治疗手段。

司妥昔单抗作为靶向 IL-6 治疗药物在 iMCD 治疗中取得了很好效果。在一项国际多中心、随机、双盲、安慰剂对照的 Ⅱ 期临床试验（NCT01024036）结果显示，使用司妥昔单抗治疗 iMCD 患者 18 周后，患者持久缓解率约为 34%，而安慰剂组缓解率为 0。基于司妥昔单抗在 Castleman 病治疗中的显著疗效和高质量的研究证据,Castleman 病协作组(CDCN)共识、《中国 Castleman 病诊断与治疗专家共识(2021 年版)》以及《中国临床肿瘤学会(CSCO)淋巴瘤诊疗指南(2021 年版)》等均推荐司妥昔单抗作为 iMCD 的一线用药。

本病例以后腹膜巨大占位起病,压迫周围器官组织,经手术切除后影像学检查提示仍有纵隔和盆腔残余病灶,同时伴有高炎状态、贫血和肾功能进行性下降。我们果断为患者选择司妥昔单抗联合小剂量醋酸泼尼松治疗,以期快速达到缓解,消除症状,降低远期复发的目的。对于该患者,司妥昔单抗治疗取得了满意的效果,4 个疗程后乏力、盗汗症状消失,肌酐明显下降,血红蛋白恢复正常,高炎状态得到很好地控制。虽然残余淋巴结病灶未见明显缩小,但根据指南推荐治疗的核心目标在于控制高炎状态,淋巴结影像学评估不应过于频繁,因此我们将在以后的随访中适当进行影像学复查。

该病例提示对于手术切除大部分病灶但仍无法控制高炎状态和仍存在器官功能障碍的 iMCD 患者,司妥昔单抗依然是首选的推荐治疗,并且安全有效。

（上海交通大学医学院附属瑞金医院　徐文彬）

专家 点评

Castleman 病是一种罕见的血液疾病,临床表现多样,症状可与多种疾病存在重叠,以致诊断困难。通过病灶累及的范围、HIV 和 HHV−8 感染状态可以诊断 iMCD,同时根据体能状态、肾功能、血红蛋白等 5 个方面评估重型和非重型。

该患者是一例 iMCD−NOS(非重型),通过手术病理、临床表现、实验室指标和影像学检查诊断明确。在手术去除大部分病灶的情况下,依然存在高炎状态和器官功能损害,而司妥昔单抗的治疗可以很好地控制炎症状态,纠正肾功能下降,凸现靶向 IL-6 治疗在 iMCD 治疗中的关键地位。

目前司妥昔单抗进入临床应用时间尚短,使用经验相对不足,也存在不少需要回答的问题,比如需要多少疗程,获得缓解后是否仍需维持,随访和化验检查的频次,等等。因此,我们非常希望有更多的临床数据以及前瞻性研究结果来指导司妥昔单抗在 Castleman 病的应用。

（上海交通大学医学院附属瑞金医院　阎　骅）

▤ 主要参考文献

[1] VAN RHEE F, OKSENHENDLER E, SRKALOVIC G, et al. International evidence-based consensus diagnostic and treatment guidelines for unicentric Castleman disease [J]. Blood Adv, 2020, 4 (23):6039-6050.

[2] ZHANG L, ZHAO A L, DUAN M H, et al. Phase 2 study using oral thalidomide-cyclophosphamide-prednisone for idiopathic multicentric Castleman disease [J]. Blood, 2019, 133 (16): 1720-1728.

[3] ZHANG M Y, JIA M N, CHEN J, et al. UCD with MCD-like inflammatory state: surgical excision is highly effective [J]. Blood Adv, 2021,5(1):122-128.

[4] VAN RHEE F, WONG R S, MUNSHI N, et al. Siltuximab for multicentric Castleman's dis-ease: a randomised, double-blind, placebo-controlled trial [J]. Lancet Oncol, 2014,15(9):966-974.

[5] DISPENZIERI A, FAJGENBAUM D C. Overview of Castleman disease [J]. Blood, 2020,135(16):1353-1364.

7 "皮"荆斩棘

—— 司妥昔单抗治疗以皮肤结节伴局部溃破严重皮损为临床表现的浆细胞型 iMCD 一例

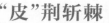 病例介绍

患者,男性,46 岁。

2018 - 5 无明显诱因腹部皮肤出现散在结节及斑片状褐色突起,无压痛、瘙痒,无破溃。外院取病理活检及免疫组化结果显示:CD20+、CD79a+、CD138(少量浆细胞+)、Mum - 1(少量浆细胞+)、Pax - 5+、CD10(生发中心细胞+)、CD23(滤泡树突网+)、CD5(T 细胞+)、Bcl - 2(滤泡生发中心外细胞+)、Bcl - 6(生发中心+)、Ki - 67(生发中心高表达)、CD21(滤泡树突网+)、κ 轻链(浆细胞+)、λ 轻链(浆细胞+)、CD3(散在 T 细胞+)、CD123(—)、CD(T 细胞+)、CD56(—);病理标本 BCR 测序显示:IGH+IGK 均为多克隆性。考虑:(皮肤肿物)淋巴组织反应性增生。未予治疗,观察随访。

2022 - 1 出现全身皮肤多发结节及斑片状褐色结节状突起,以胸腹部、背部和上肢为重,伴部分破溃,质韧,无压痛。新发颈部、腋窝、腹股沟淋巴结肿大。至当地医院行颈部淋巴结活检术,免疫组化(22 - 00046):CD3(T 细胞+)、CD5(T 细胞+)、CD20(B 细胞+)、CD10(生发中心+)、Bcl - 2(生发

中心外＋)、Bcl-6(生发中心＋)、Ki-67(＋10%)、CD21(FDC＋)、Cyclin D1(－)、Mum-1(＋)。镜下显示滤泡结构尚存,部分滤泡扩大,部分滤泡萎缩,套区增厚,滤泡间以浆细胞增生为主,也可见嗜酸性粒细胞浸润,考虑 Castleman病(以浆细胞为主型)。予以地塞米松对症处理效果差,皮肤多发结节及斑片状褐色结节状突起进行性增多,伴明显乏力、盗汗、体重进行性下降,为进一步诊治于2022-6来我院。

入院后完善相关检查:体温37℃。血常规:白细胞3.97×10⁹/L,血红蛋白85 g/L、血小板337×10⁹/L、中性粒细胞2.35×10⁹/L、乳酸脱氢酶103 U/L、C反应蛋白42.23 mg/L,肝、肾功能指标正常;血清蛋白电泳和免疫固定电泳均阴性;EBV/CMV-DNA:阴性;抗核抗体谱:阴性;肝炎、梅毒、HIV:均阴性;骨髓形态学未见异常。疑难病理会诊(A202206534):(左颈)淋巴结套区增生,生发中心萎缩,滤泡间区大量浆细胞增生,结合免疫组化符合Castleman病(浆细胞型)。原单位免疫组化:Bcl-6(生发中心＋),CD10(生发中心＋),CD20(B细胞＋),CD3(T细胞＋),Ki-67(生发中心高表达),Cyclin D1(－),Bcl-2滤泡间区(＋),Mum-1(浆细胞＋),CD5(T细胞＋),CD21(FDC网＋),BCR/TCR均阴性。PET/CT检查示(图7-1):①全身皮肤多处不均匀增厚,多处呈结节状增厚,代谢活跃,SUV_{max}约5.3,疑恶性病变侵及,全身皮下水肿;②颈部双侧Ⅰ～Ⅴ区、双侧锁骨上区、双侧腋窝、腹腔肝胃间、腹膜后、双侧髂血管走行区、盆腔内及双侧腹股沟区多发软组织结节影,代谢活跃,较大者位于右侧腋窝,截面大小为 28 mm×17 mm,SUV$_{max}$ 约 3.9,疑多发淋巴结恶性病变。

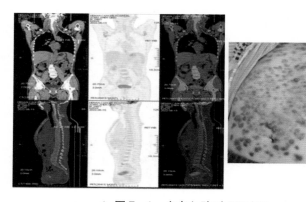

▲ 图 7-1　患者入院时 PET/CT

示全身皮肤、颈部、腋窝、腹股沟、腹膜后多发肿大淋巴结及皮肤情况。

入院查体:ECOG 评分为 1 分,皮肤多发结节及斑片状褐色突起,双侧颈部、腋窝、腹股沟多发肿大淋巴结。

既往史、个人史、家族史:否认肝炎、结核等传染病史,余无特殊。

☙ 诊断及危险度分层

iMCD-NOS(浆细胞型,非重型)。

☙ 鉴别诊断要点

本病例以全身多发结节、斑片状褐色突起伴多发横膈上下淋巴结肿大及乏力为突出临床表现,鉴别诊断包括自身免疫病(SLE、类风湿关节炎、自身免疫性淋巴细胞增殖综合征)、结缔组织病、感染性疾病(EBV 感染、结核等)及血液系统恶性肿瘤(骨硬化性骨髓瘤、淋巴瘤、浆细胞瘤、滤泡树突细胞肉瘤)。淋巴结及皮肤病理活检为诊断金标准及突破口,本例患者经过皮肤肿物及完整淋巴结活检,明确病理类型为 Castleman 病(浆细胞型)。对于淋巴结病理符合 Castleman 病患者,需鉴别其他因素导致"Castleman 样"改变可能:首先患者无传染性疾病及 EBV、CMV 等感染性疾病导致"Castleman 样"改变可能;其次患者排除风湿免疫等相关性疾病导致"Castleman 样"改变可能。此外,根据 PET/CT,患者存在多个淋巴结区域受累,同时存在盗汗、乏力、体重减轻,全身水肿;无血小板减少、重度水肿、骨髓纤维化及肾功能损害,符合 iMCD - NOS 诊断。

❂ 治疗原则

iMCD 主要以全身性治疗为主,目前 iMCD 仍缺乏标准治疗方案,对于非重型 iMCD 推荐一线方案包括司妥昔单抗联合泼尼松、TCP 方案、R - CVP 方案、利妥昔单抗＋泼尼松等,但对于大多数化疗或免疫治疗仍存在副作用大、有效率低、持续性疗效欠佳等难以回避的问题。

基于循证医学证据,推荐司妥昔单抗作为非重型 iMCD 的一线重要选择,司妥昔单抗 11 mg/kg,每 3 周 1 次,静脉给药,34％的患者获得持续肿瘤及症状缓解。因此,根据《中国 Castleman 病诊断与治疗专家共识(2021 年版)》,对于非重型 iMCD,既往对于其他一线及二线治疗效果欠佳者(如本例患者),推荐以司妥普单抗为基础联合治疗方案,对治疗有效患者可长期使用。

😊 **治疗过程**

首先给予 TCP 方案,患者出现头晕、乏力、心率减慢等免疫调节药严重不耐受。

调整为 R－CVP 方案。具体:利妥昔单抗注射液 600 mg,当天;环磷酰胺针 600 mg,第 1 天;长春新碱针 2 mg,第 1 天;泼尼松 60 mg,第 1~4 天。疗效欠佳,皮肤多发结节及斑片状褐色结节状突增多,以躯干部为主,增强 CT 检查示双侧腋窝及胸背部多发软组织融合影,较前增多。

再次调整为 PCD(硼替佐米＋环磷酰胺＋地塞米松)方案。具体:硼替佐米 2 mg/m² 第 1、4、8、11 天;环磷酰胺针 600 mg,第 1 天;地塞米松针 20 mg,第 1、2、4、5、8、9、11、12 天。出现肝功能损伤、血小板下降及末梢神经病等不良反应。

给予司妥昔单抗 11 mg/kg 联合环磷酰胺针 300 mg/m²、地塞米松针 20 mg,第 1~4 天,每 3 周 1 次,静脉输液治疗,过程顺利。

【不良反应】未发生明显药物相关不良反应,仅在第 2 疗程中出现皮肤散在多发水疱疹伴血性分泌物,经穿刺液送检宏基因检测明确为铜绿假单胞菌感染,予以多粘菌素输注及局部涂抹多粘菌素软膏后好转。

【疗效评估】用药 2 个疗程后。

(1)症状评估:乏力明显减轻,食欲恢复,体重明显增加。

(2)皮肤及淋巴结:查体全身多发结节、斑片状褐色突起较前明显减少,局部扁平样改变(图 7－2);增强 CT 检查示双侧腋窝、双侧腹股沟区、髂血管旁及盆腔内多发淋巴结,部分较前缩小,胸背部及盆部皮下多发软组织影,部分较前缩小。

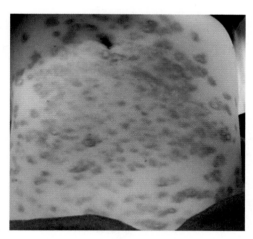

▲ 图 7 - 2　患者接受司妥昔单抗治疗 2 个疗程后的皮肤情况

参照《中国 Castleman 病诊断与治疗专家共识（2021 年版）》疗效评估标准,患者经司妥昔单抗为主联合方案治疗 2 个疗程后,结合临床表现、体征及影像学综合评估提示治疗有效,已达部分缓解,拟继续予以司妥昔单抗治疗。

☺ 讨论和思考

结合 2021 年 NCCN 指南及中国 Castleman 病诊断与治疗专家共识,非重型 iMCD 一线的治疗方案包括:司妥昔单抗±泼尼松、TCP 方案、R - CVP 方案、利妥昔单抗±泼尼松。考虑药物的可及性,根据文献报道采用 TCP 方案治疗,48％患者可获得持续肿瘤及症状缓解。本病例非重型、多中心型 iMCD（浆细胞型）,我们首选 TCP 方案进行治疗,但患者对免疫调节药严重不耐受，且临床症状无明显缓解，于是改用 R-CVP 方案，效果欠佳，更换二线治疗 PCD 方案，出现 4 度骨髓抑制，尤其是血小板下降。上述以利妥昔单抗及硼替佐米为主的方案疗效欠佳，耐受性差，并出现进行性全身多发结节、斑片状褐色突起伴多发横膈上下淋巴结肿大及乏力等不适。后予以司妥昔单抗联合环磷酰胺、地塞米松治疗，无明显不良反应，治疗 2 个疗程后皮肤结节明显塌陷或消失，结合临床表现、体征及影像学综合评估达到部分缓解。司妥昔单抗作为所有病理类型 iMCD 首选治疗推荐，与其他一线及二线治疗 iMCD 方案相比，具有毒性和副作用低、起效快、持续时间长及安全性好等特点。

　　该例患者基于司妥昔单抗为基础的联合方案取得较好疗效，根据文献报道及指南要求，对于司妥昔单抗治疗有效的患者仍需要持续治疗。考虑到患者经济情况、治疗效果、生活质量等因素，能否采用延长治疗间隔时间、逐渐减量并停用，或者缓解后采用环磷酰胺、地塞米松进行替代治疗、维持治疗，这些问题值得进一步研究。与此同时，诊疗过程还应警惕重型 iMCD 的复发，注意监测多脏器功能及细胞因子情况，并进行积极干预，进一步优化基于司妥昔单抗的联合治疗方案，寻找评估司妥昔单抗治疗疗效的预测指标，以提高 iMCD 精准治疗的疗效且降低治疗费用。

（河南省肿瘤医院　艾　昊）

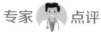

专家　　点评

　　本案是一例非常典型的 iMCD-NOS 患者，通过淋巴结病理活检、实验室检查和影像学检查共同确诊。大多 MCD 以淋巴结肿大为主要临床表现，但以全身多发皮肤结节且伴局部溃破严重皮损为临床表现的 iMCD - NOS 实属罕见。该患者在糖皮质激素、免疫调节药物、利妥昔单抗及蛋白酶抑制剂等多种一线和二线联合治疗方案均效果不佳的前提下,经过基于司妥昔单抗的联合方案治疗获得了较好的症状缓解,大面积的皮下结节消退、皮损愈合。指南及文献报道对于司妥昔单抗治疗有效的患者仍需要持续治疗。由于司妥昔单抗费用昂贵和临床应用时间尚短,我们仍需要高度关注和积极探索:①寻找判断司妥昔单抗应用的疗效预测指标,精准判断那些患者更能从司妥昔单抗的治疗中获益;②探索更优的司妥昔单抗为基础的联合治疗方案,进一步提高 iMCD 的疗效;③判断长期司妥昔单抗治疗的潜在不良事件,如重症感染等。

（河南省肿瘤医院　尹青松）

主要参考文献

[1] 中华医学会血液学分会淋巴细胞疾病学组,中国抗癌协会血液肿瘤专业委员会,中国 Castleman 病协作组. 中国 Castleman 病诊断与治疗专家共识(2021 年版)[J].中华血液学杂志,2021,42(7):529 - 534.

[2] ZHANG L, ZHAO A L, DUAN M H, et al. Phase 2 study using oral thalidomidecyclophosphamide-phamide-prednisone for idiopathic multicentric Castleman disease [J]. Blood, 2019, 133 (16): 1720 - 1728.

8 拨开迷雾见天晴

——以"肺炎"起病的重型 iMCD 一例

 病例介绍

患者,男性,66岁。

2022-1 开始无诱因出现咳嗽、咳白痰,伴活动后气短、乏力,无发热,2022-6 就诊于外院。胸部 CT 检查示:左肺炎及左侧胸腔积液;纵隔多发淋巴结肿大,行胸腔穿刺引流并胸膜活检。病理:慢性炎症伴间质纤维化。胸腔积液二代测序(next generation sequencing, NGS)技术未检出可疑病原菌。2022-10 PET/CT 检查示:左侧胸膜不均匀增厚,部分呈结节样改变,大者大小约 2.4 cm×1.8 cm,SUV_{max} 8.0;横膈上下多发肿大淋巴结,较大者约 4.2 cm×2.9 cm,SUV_{max} 10.9,肿大淋巴结压迫右肾输尿管导致右肾输尿管上段及肾盂扩张,右肾体积缩小;脾大,SUV_{max} 4.2;双肺多发结节,双侧胸腔积液,左肺为著;心包少量积液。支气管镜活检:7 组淋巴结及左肺组织未见恶性证据。行骨髓穿刺+活检:未见特征性改变。随后行左侧锁骨上淋巴结切除活检。

2022-11-10 开始出现发热,体温最高达 39.2℃,咳嗽、咳痰、气促加重伴心悸,纳差,体重下降,无盗汗,无四肢麻木。2022 - 11 - 11 来我院就诊。入院完善检查:白细胞 $2.84×10^9/L$,血红蛋白 87 g/L,血小板 $173×10^9/L$;肌酐 95 μmol/L,白蛋白 26 g/L,谷丙转氨酶(GPT)25 U/L,谷草转氨酶(GOT)46.3 U/L,碱性磷酸酶(ALP)75 U/L,C 反应蛋白 130 mg/L,IgG 30 g/L,IgA 4.17 g/L,IL - 6 55.4 ng/L;ANA>1∶1 000,核均质型;ENA 谱:核小体抗体 2+,双链 DNA 抗体、Sm 抗体等均阴性;ENV - DNA(血浆)$6.88×10^5$ 拷贝数/L;降钙素原(PCT)、HCV - Ab、HIV - Ab、ANCA、男性肿瘤标志物、结核、干扰素(INF)- γ 释放试验(T - spot)、CMV - DNA、血/尿免疫固定电泳、尿/便常规、血培养、G 试验、GM 试验均正常或阴性。超声心动图检查示三尖瓣轻度反流,心包少量积液,左心室收缩功能正常。颅脑 MRI:空泡蝶鞍。外院左侧锁骨上淋巴结病理:Castleman 病(浆细胞型),HHV - 8 阴性。

入院查体:ECOG 评分为 2 分;双侧颈部、腋窝、腹股沟肿大淋巴结,直径为 1～3 cm;双下肺呼吸音低,左肺少许湿啰音;肝、脾未及;左下肢红肿。

既往史、个人史:2020 年因多饮、多尿就诊外院诊断尿崩症,长期服用去氨加压素片。

😊 诊断及危险度分层

iMCD - NOS(浆细胞型,重型)。

🞕 鉴别诊断要点

本例患者以咳嗽、咳痰、活动后气短等"肺炎样"症状起病，随后出现发热，炎症指标明显升高，查体及影像学检查均提示多发淋巴结肿大，淋巴结切除活检提示 Castleman 病（浆细胞型）。根据国际 Castleman 病协作组（CDCN）共识，需进一步排除以下疾病：

（1）感染性疾病：前期抗感染效果欠佳，患者肺部支气管镜病原学检查阴性，HIV、结核、梅毒、CMV 筛查阴性，EBV-DNA 虽有低拷贝数阳性，但无法解释患者整体病情，且根据 CDCN 共识中提及，低拷贝数 EBV-DNA 阳性不能排除 Castleman 病的诊断。患者接受抗 IL-6 治疗后 EBV-DNA 定量转为阴性，亦可佐证。

（2）自身免疫病：患者虽 ANA 强阳性，但 ENA 谱仅核小体抗体阳性、ANCA 阴性，且患者无典型关节肿痛、肾脏受累、皮疹等 SLE、RA 等疾病相关临床表现，而患者 PET/CT 提示全身器官受累并代谢明显升高，无法以自身免疫病解释患者疾病全貌。患者在后续接受抗 IL-6 联合糖皮质激素治疗后全身症状明显改善，且在停用糖皮质激素后患者症状持续改善。

（3）肿瘤：患者血/尿免疫固定电泳阴性，无四肢麻木等骨硬化性骨髓瘤临床表现，骨穿刺＋活检未见浆细胞数量及形态异常，基本可排除骨硬化性骨髓瘤等浆细胞肿瘤。本例患者 PET/CT 检查提示全身多发肿大淋巴结（$SUV_{max} > 10$），需警惕淋巴瘤等恶性肿瘤，但患者淋巴结切除活检、支气管镜活检、骨髓活检等病理报告均无淋巴瘤等恶性肿瘤证据。

排除上述疾病后，结合患者多个淋巴结区域及器官受累，

HHV‑8阴性,存在发热、气促、乏力等症状及高炎状态,符合iMCD‑NOS诊断。患者外周血免疫球蛋白明显升高、淋巴结明显肿大、血清碱性磷酸酶正常,无骨髓纤维化、血小板减少,不符合iMCD‑TAFRO的诊断标准,无明显血小板升高,亦不符合iMCD特发性浆细胞性淋巴结病(idiopathic plasmacytic lymphadenopathy, IPL)特征。根据CDCN危险度分层体系,患者ECOG评分为2分,有重度浆膜腔积液、肺部受累,符合重型标准,故最终完整诊断为iMCD‑NOS(重型)。

☻ 治疗原则

根据CDCN及CCDN共识,针对重型iMCD患者,需尽快控制此类患者"细胞因子风暴",目前推荐一线使用司妥昔单抗联合大剂量糖皮质激素。为了迅速起效,可将司妥昔单抗用药频次调整为每周1次,且需每日评估患者病情变化。如器官功能恶化或1周后仍无治疗反应,应及时调整为含细胞毒药物化疗等二线治疗。

☻ 治疗过程

入院后予胸腔穿刺引流,病理结果回报前予哌拉西林/他唑巴坦等抗感染治疗无效;病理结果回报后于2022‑11‑17开始予地塞米松10 mg,每日1次;因药物可及性原因,2022‑11‑18予托珠单抗8 mg/kg,静脉滴注1次;2022‑11‑18患者体温恢复正常。2022‑11‑20开始予地塞米松减量,减量过程中患者再次出现发热,最高体温38.5℃。2022‑11‑26再次予甲泼尼龙250 mg/d,静脉滴注(3天后逐渐减量,约5周后减停),患者未再发热。2022‑11‑30及2022‑12‑14分别予司妥昔单抗

11 mg/kg 静脉滴注,患者气短、乏力消失,食欲改善。患者曾出现紧张性头痛,收缩压最高升至 150 mmHg 以上,降压及对症后血压及头痛均好转。继续予司妥昔单抗 11 mg/kg,静脉滴注,每 3 周 1 次,共 3 次,随后治疗间隔延长为每 6 周 1 次。

【疗效评估】用药后疗效评估见表 8-1。

表 8-1　用药后疗效评估

用药情况	症状评估	生化指标	淋巴结疗效
2 次用药后	CR	CR	缩小
用药 3 个月	CR	CR	浅表淋巴结未触及
给药间隔为 6 周	CR	SD	浅表淋巴结未触及

注:CR,完全缓解;SD,疾病稳定。

(1)用药 2 次后:

症状评估:无发热、盗汗,乏力及食欲明显改善,体重恢复。

生化指标:血红蛋白 131 g/L,白蛋白 40.1 g/L,C 反应蛋白 0.5 mg/L(正常<5 mg/L),血肌酐 83 μmol/L。

淋巴结:浅表淋巴结缩小。影像学检查未做。

(2)用药约 3 个月时:

症状评估:无发热、乏力、盗汗,食欲正常,体重同基线。

生化指标:血红蛋白 141 g/L,白蛋白 39.9 g/L,C 反应蛋白 0.3 mg/L,血肌酐 106 μmol/L。

淋巴结及其他:浅表淋巴结未触及,胸腔积液基本吸收。

(3)用药间隔为 6 周时:

症状评估:无发热、乏力、盗汗,食欲正常,体重同基线。

生化指标:血红蛋白 115 g/L,白蛋白 36.8 g/L,C 反应蛋白 7.37 mg/L,血肌酐 92 μmol/L。

淋巴结及其他:浅表淋巴结未触及。影像学检查未做。

😊 讨论和思考

iMCD 是一种罕见的表现为多部位淋巴结肿大、全身高炎状态导致器官功能障碍的疾病,临床表现各异,肺部受累可见,且肺部受累者常与重症相关,肺部受累者影像学可表现为结节、囊性变、实变等多种改变且随着病程进展发生变化。本例患者以"肺炎样"症状起病,抗感染无效,且病原学检查均阴性;PET/CT 检查示肺部多发结节、胸膜增厚、胸腔积液,同时可见全身多发淋巴结肿大;经淋巴结活检等检查后最终确诊为 iMCD。

iMCD 既往的治疗方法主要包括:糖皮质激素、利妥昔单抗、联合化疗,但都具有一定的局限性,且循证医学证据不足。近期靶向于 IL-6 或 IL-6 受体的单克隆抗体司妥昔单抗和托珠单抗由于更高的循证医学证据被批准用于 iMCD 的治疗。尤其是司妥昔单抗,开展了该领域唯一一项随机双盲对照研究,经过长时间随诊及真实世界应用,证实了该药在 iMCD 治疗中的作用,起效迅速,大多数患者的症状可在 1 个月内改善,实验室指标,如血小板、C 反应蛋白、白蛋白、血红蛋白多在 3 个月左右恢复正常;安全性良好,长期使用无剂量累积毒性,停药率低。目前已被国际 CDCN 及国内 CCDN 推荐用于 iMCD 的一线治疗。据报道重型 iMCD 比例占 10%～26%,由于其易发生细胞因子风暴且病死率高,目前推荐司妥昔单抗联合大剂量糖皮质激素治疗,且为了更快地控制高炎状态,司妥昔单抗用药频次可调整为每周 1 次。对于一线治疗疗效欠佳的患者,应及时改为细胞毒性药物联合免疫治疗。

该例患者最初使用托珠单抗联合地塞米松 10 mg/d 治疗,

激素剂量不足,且减量过快,症状很快出现反弹。随后加大糖皮质激素剂量且联用司妥昔单抗后症状及炎症指标很快得到控制。患者使用两次司妥昔单抗后生化指标及症状改善均达到完全缓解,大剂量糖皮质激素在 5 周左右减停。司妥昔单抗随后改为每 3 周 1 次,患者生化指标及症状仍处于良好控制的状态。根据既往一项Ⅱ期非盲多中心的临床研究,40%iMCD 患者在疾病得到持续控制后治疗间隔成功延长至每 6 周 1 次。目前仍推荐司妥昔单抗终身持续用药;为了提高患者依从性,减轻经济负担,如患者能得到持续的最佳疗效,可适当延长给药间隔。本例患者在接受 5 剂司妥昔单抗每 2～3 周 1 次的治疗后,将治疗间隔延长至每 6 周 1 次。截至 2023-10 该患者已接受司妥昔单抗每 6 周 1 次的治疗频率超过半年,症状控制良好。治疗期间仅发生 1 次肺部感染,耐受性好。

目前 iMCD 的核心治疗目标是控制高炎状态,而非淋巴结大小,且淋巴结缩小较慢,既往报道淋巴结反应时间平均为 5 个月,影像学检查不需太频繁,且早期治疗评估应使用症状评估及生化指标,避免使用淋巴结评估。

(香港大学深圳医院　丘妙玲)

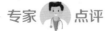

专家　点评

本案患者以呼吸道症状起病,病情进展迅速,早期行胸膜活检、支气管镜活检等均未能明确诊断,导致诊断延误、病情迁延。而后通过 PET/CT 检查示淋巴结多发累及,从而行淋巴结活检获得诊断 Castleman 病的病理证据,这是准确诊断 Castleman 病的第 1 步。临床上对诊断不明的患者,应采取 PET/CT 等综合手段,及早行淋巴结活检,必要时可多部位、多次取材。

患者为重型 iMCD - NOS,初治时糖皮质激素起始剂量不足,且减量过快,导致其早期症状反复,随后加大糖皮质激素剂量且联用司妥昔单抗后取得完全缓解疗效,提示对于合并高炎症状的重型 iMCD,治疗早期应按照指南推荐的司妥昔单抗联合大剂量糖皮质激素方案进行规范治疗,以免症状反复及疗效不佳。

(香港大学深圳医院　李回军)

主要参考文献

［1］FAJGENBAUM D C, ULDRICK T S, BAGG A, et al. International, evidence-based consensus diagnostic criteria for HHV - 8-negative/idiopathic multicentric Castleman disease [J]. Blood, 2017,129(12):1646 - 1657.

［2］NISHIKORI A, NISHIMURA M F, NISHIMURA Y, et al. Idiopathic plasmacytic lymphadenopathy forms an independent subtype of idiopathic multicentric Castleman disease [J]. Int J Mol Sci, 2022,23(18):10301.

［3］VAN RHEE F, VOORHEES P, DISPENZIERI A, et al. International, evidence-based consensus treatment guidelines for idiopathic multicentric Castleman disease [J]. Blood, 2018, 132 (20):2115 - 2124.

［4］HEMATOLOG COMMITTEE OF CHINESE MEDICAL ASSOCIATION. The consensus of the diagnosis and treatment of Castleman disease in China (2021) [J]. Zhonghua Xue Ye Xue Za Zhi, 2021,42:529 - 534.

［5］ZHOU J M, ZHANG L, LIU X Q, et al. Evolution of pulmonary involvement in idiopathic multicentric castleman disease-not otherwise specified: from nodules to cysts or consolidation [J].

Chest, 2023,164(2):418－428.

[6] VAN RHEE F, CASPER C, VOORHEES P M, et al. A phase 2, open-label, multicenter study of the long-term safety of siltuximab (an anti-interleukin-6 monoclonal antibody) in patients with multicentric Castleman disease [J]. Oncotarget, 2015,6(30):30408－30419.

[7] VAN RHEE F, ROSENTHAL A, KANHAI K, et al. Siltuximab is associated with improved progression-free survival in idiopathic multicentric Castleman disease [J]. Blood Adv, 2022, 6(16): 4773－4781.

[8] PIERSON S K, LIM M S, SRKALOVIC G, et al. Treatment consistent with idiopathic multicentric Castleman disease guidelines is associated with improved outcomes [J]. Blood Adv, 2023,7(21): 6652－6664.

[9] ZHANG L, DONG Y J, PENG H L, et al. A national, multicenter, retrospective study of Castleman disease in China implementing CDCN criteria [J]. Lancet Reg Health West Pac, 2023,34:100720.

[10] VAN RHEE F, WONG R S, MUNSHI N, et al. Siltuximab for multicentric Castleman's disease: a randomised, double-blind, placebo-controlled trial [J]. Lancet Oncol, 2014,15(9):966－974.

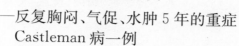

一波三折，峰回路转

——反复胸闷、气促、水肿5年的重症 Castleman 病一例

 病例介绍

患者，女性，48岁。

2018-8无诱因下出现咳嗽、咳痰伴胸闷、气促，夜间明显，不能平卧。查体：体温37.9℃，双侧颈部、腋窝、纵隔、腹膜后多发淋巴结肿大，双侧胸腔积液，心包积液。颈部淋巴结活检：Castleman病（混合型，部分为透明血管型，部分为浆细胞型）。予CHOP方案（多柔比星＋长春新碱＋环磷酰胺＋泼尼松）化疗3个疗程，病情控制，自行停止化疗。

2020-3，患者再次出现发热、胸闷，体温38℃，伴淋巴结再次肿大。检验结果出现血白蛋白下降（26.2 g/L），脾肿大。予R-CHOP方案化疗。因使用利妥昔单抗时出现高热寒战，患者拒绝使用。后仍以CHOP方案使用3个疗程后，症状改善，停止治疗。

2021-6，患者上述症状再发，并出现肾功能损害，肌酐102.7 μmol/L，GFR 56.8 mL/(min·1.73 m^2)。患者拒绝CHOP方案之外的所有治疗。予CHOP化疗6个疗程后，症状再次好转。

2022-12-26 患者因发热、胸闷、腹胀、全身水肿伴全身浅表淋巴结肿大入院。入院查体：血红蛋白 43 g/L，血小板 88×10⁹/L，脑钠肽（BNP）166.6 μg/L，白蛋白 26 g/L，肌酐 169.8 μmol/L，GFR 29.35 mL/(min·1.73 m²)，C 反应蛋白 156.2 mg/L。血免疫球蛋白正常。碱性磷酸酶 1075 U/L，谷丙转氨酶 120 U/L，谷草转氨酶 42 U/L。B 超检查示双侧颈部、腋窝、纵隔、腹膜后多发淋巴结肿大，双侧胸腔积液，心包、腹腔积液，伴脾大。HHV-8 检测阴性。血 IL-6 59 μg/L，胸腔积液 IL-6 6 427.45 μg/L。

查体：体温 40℃，ECOG 评分为 3 分，贫血貌，全身浅表淋巴结可及肿大，最大处位于颈部（直径为 1.5～2 cm），无压痛，颜面、四肢水肿，两肺呼吸音低，腹隆，移动性浊音阳性。

既往史、个人史、家族史：无异常。

❂ 诊断及危险度分层

iMCD（混合型，重型）。

❂ 鉴别诊断要点

第 1 步：患者淋巴结病理明确为 Castleman 病（混合型），5 年反复发作治疗过程中多次检查排除了恶性肿瘤、感染性疾病及自身免疫病。

第 2 步：根据全身查体，明确全身淋巴结受累，诊断为 MCD。

第3步:根据外周血中 HHV-8 DNA 检测结果判断,为 HHV-8 阴性 MCD。

第4步:HHV-8 阴性 MCD 患者。

2 条主要标准:①淋巴结病理符合 Castleman 病;②肿大淋巴结(短轴≥1 cm,≥2 个淋巴结区域)。患者均符合。

次要标准:分为实验室标准和临床标准。实验室标准包括:①C 反应蛋白>10 mg/L 或红细胞沉降率>20 mm/h(女性)或 15 mm/h(男性);②贫血(血红蛋白<100 g/L);③血小板减少(<100×10^9/L)或增多(>350×10^9/L);④血清白蛋白<35 g/L;⑤eGFR<60 mL/(min · 1. 73 m^2)或蛋白尿(尿总蛋白>150 mg/24 h 或 100 mg/L);⑥血清 IgG>17 g/L。临床标准包括:①全身症状:盗汗、发热(>38℃)、体重下降(6 个月下降≥10%)或乏力(影响工具性日常生活活动);②肝大和/或脾大;③水肿或浆膜腔积液;④皮肤樱桃血管瘤或紫罗兰样丘疹;⑤淋巴细胞性间质性肺炎。患者符合:实验室标准中的①～⑤,临床标准中的①～③,因此诊断为 iMCD。

第 5 步:患者需进一步区分 iMCD - NOS 和 iMCD - TAFRO 亚型。诊断 iMCD - TAFRO 亚型需要符合以下所有主要标准和≥1 个次要标准。主要标准:①≥3 个 TAFRO 相关症状(TAFRO 相关症状包括:血小板减少、全身水肿、发热、骨髓纤维化、器官肿大);②无明显外周血免疫球蛋白升高;③淋巴结肿大不明显。次要标准:①骨髓中巨核细胞不低;②血清碱性磷酸酶升高但转氨酶升高不明显。患者符合所有主要标准和次要标准②。因此诊断为:特发性多中心 TAFRO 型 Castleman 病(混合型)。

最后借鉴 CDCN 危险度分层体系,符合下述 5 条标准中 2

条及以上则考虑重型 iMCD,否则为非重型 iMCD:①ECOG 评分≥2 分;②eGFR<30 mL/(min·1.73 m^2);③重度水肿和/或腹水、胸腔积液、心包积液;④血红蛋白≤80 g/L;⑤肺部受累或伴气促的间质性肺炎。患者符合①～④,所以是重型。

所以患者最后诊断为:特发性多中心 TAFRO 型 Castleman 病(混合型,重型)。

☺ 治疗原则

患者病程已达 5 年,反复发作。此次复发,病情危重。而特发性多中心 TAFRO 型 Castleman 病预后不良。患者反复使用 CHOP 方案,首先耐药可能性大,其次反复使用蒽环类药物,心脏毒性大,虽然多柔比星未达心脏限制计量,但潜在风险大。目前对高炎状态,IL-6 为靶点的药物,起效快,有助于快速改善患者症状,故建议患者使用司妥昔单抗。

☺ 治疗过程

患者起初拒绝司妥昔单抗治疗。坚持予 CHOP 治疗 1 个疗程,病情无改善。继续给予利妥昔单抗加糖皮质激素治疗,疗效仍不佳。患者终于同意使用司妥昔单抗。2023-2-15 予司妥昔单抗 400 mg,静脉滴注;2023-2-16 予 CEOD 方案(伊托泊苷+长春地辛+环磷酰胺+地塞米松)治疗。患者症状明显改善,乏力减轻,水肿消退。因新冠肺炎,延迟至 2023-3-15 继续使用第 2 疗程。

【不良反应】无。

【疗效评价】用药 3 周时。

症状评估:无发热,乏力减轻,全身水肿消退。

生化指标:血红蛋白 102 g/L,白蛋白 36.1 g/L,肌酐 58.7 μmol/L。

淋巴结:CT 示淋巴结最长横径为 2 cm。

整体疗效评价:部分缓解。

⊛ 讨论和思考

Castleman 病作为一个罕见的淋巴增殖性疾病,最早在 1956 年被报道。根据淋巴结受累区域的不同,可将 Castleman 病分为 UCD 和 MCD。UCD 治疗比较简单,以手术切除为主要治疗手段。而 MCD 约占 30%,临床伴有系统性症状,如乏力、发热、呼吸困难、低白蛋白血症、血细胞减少、肾功能损害、多浆膜腔积液等,病死率较高且因临床表现形式多样、复杂而误诊率高。目前认为 MCD 患者有高炎状态,而细胞因子 IL-6 在其中扮演了重要角色。

司妥昔单抗是抗人 IL-6 受体的人源化单克隆抗体,能有效阻断 IL-6 信号转导通路。一项临床试验将 79 例 iMCD 患者随机分成司妥昔单抗组和安慰剂组,结果显示有 34%(1 例完全缓解,17 例部分缓解)的司妥昔单抗组患者获得持久的临床疗效,安慰剂组患者均无反应,且两组不良事件的发生率相似,提示司妥昔单抗具有良好的安全性和有效性。基于此项研究,司妥昔单抗获得 FDA 批准用于治疗 iMCD 患者,且弗里茨(Frits)等进一步的研究分析显示,无论患者此前是否经过治疗,司妥昔单抗均有效果。

本例患者,病程时间长,持续 4 年余。因家庭经济情况,拒绝其他治疗,反复使用 CHOP 方案治疗。前期有效,此次发作,疗效欠佳。改用利妥昔单抗治疗后,仍疗效不佳。患者最终同意使用司妥昔单抗。考虑患者高炎状态，疾病进展快，采用司妥昔单抗联用 CEOP 方案化疗。患者疗效显著，1 个疗程达部分缓解。反复复发难治的 MCD 患者，常常合并高炎状态，全身症状重。治疗需要快速抑制高炎状态。司妥昔单抗是此种情况下的首选治疗。该患者为重症状态，故联合 CEOP 化疗，结果疗效理想，对此类患者有一定的借鉴意义，也可以考虑开展相关的临床研究，从而为临床治疗提供有效依据。

（浙江省人民医院　金　莱）

专家点评

本案以呼吸道症状、发热、多浆膜腔积液、全身淋巴结肿大、脾大等全身症状为首发表现，经淋巴结活检病理学检查确诊为 iMCD（混合型，重型）患者。患者初发时接受 3 个疗程 CHOP 方案化疗症状缓解，自行停止治疗。此后两次复发，复发时症状明显加重，出现肾功能损害、全身水肿、脾大、低蛋白血症、肝酶增高、重度贫血、血小板减少、C 反应蛋白增高、胸腔积液、IL－6 水平显著增高。末次复发予 CHOP 方案、利妥昔单抗、糖皮质激素治疗临床症状无改善，疗效不佳。此时患者病情已相当危重，需要迅速控制症状，故改用司妥昔单抗＋COEP 方案治疗，疗效显著、迅速，经 1 个疗程治疗即达部分缓解。

司妥昔单抗联合化疗治疗患者病情控制，取得理想疗效，对临床类似病例特别是复发难治患者的治疗有一定借鉴作用。

（浙江省人民医院　蓝建平）

⊟ 主要参考文献

［1］VAN RHEEF, WONG R S, MUNSHI N, et al. Siltuximab for multicentric Castleman's disease: a randomised, double-blind, placebo-controlled trial ［J］. Lancet Oncol, 2014, 15(9): 966 - 974.

［2］VAN RHEE F, ROSSI J F, SIMPSON D, et al. Newly diagnosed and previously treated multicentric Castleman disease respond equally to siltuximab ［J］. Br J Haematol, 2021, 192(1): e28 - e31.

10 危如累卵，刻不容缓
——司妥昔单抗单药治疗快速有效控制 TAFRO 综合征病例分享

　　患者，男性，71 岁。因乏力、纳差、双下肢水肿进行性加重 2 周于 2022 - 8 - 11 入住我院肾内科。以往有糖尿病、痛风病史。

　　查体：体温 36.9℃，脉率 99 次/分，呼吸频率 18 次/分，血压 132/71 mmHg。神志清、精神不振，双侧颈部可触及数个肿大淋巴结；双肺呼吸音略低，右下肺闻及少许湿啰音；心率 99 次/分，律齐；腹部膨隆，右侧中腹部压痛，无反跳痛，肝、脾肋下未触及，肝区叩痛，双肾区无叩击痛，移动性浊音阳性；双下肢中度凹陷性水肿。

　　血常规：白细胞 9.1×10^9/L，中性粒细胞占比 0.818（↑），血红蛋白 114 g/L（↓），血小板 197×10^9/L，红细胞沉降率 58 mm/h（↑），降钙素原 14.98 μg/L。尿常规：尿蛋白质（2＋），红细胞 5×10^6/L（5/μL）。尿轻链：κ 轻链 108 mg/L，λ 轻链 59.2 mg/L。血生化指标：总钙 1.9 mmol/L（↓），肌酐 153.2 μmol/L（↑），尿酸 604.4 μmol/L（↑），白蛋白 24.1 g/L（↓），乳酸脱氢酶 277.3 U/L（↑）；eGFR 41.6 mL/

$(\text{min} \cdot 1.73 \, \text{m}^2)$。24 小时尿蛋白总量 286.21 mg。抗核抗体谱 3 项、ANCA、抗肾小球基膜(GBM)抗体、IgG4 均阴性，免疫球蛋白定量大致正常，血清免疫固定电泳未见异常。

超声：双侧颈部多发淋巴结肿大，右侧为著(坏死性淋巴结炎？)，双侧腋窝、双侧腹股沟多发淋巴结肿大(考虑反应性增生)。

胸腹部 CT：两肺间质性改变，脾大。

腹部磁共振＋磁共振胆胰管成像(MRCP)：①肝脏形态饱满；格利森(Glisson)鞘积液。②少量腹水、盆腔积液；腹盆壁及肠系膜、大网膜水肿。

PET/CT(图 10-1)：①双侧颈部多发大小不等淋巴结(右侧为著)，FDG 代谢增高，SUV_{max} 为 8.5；②双侧腋窝多发小淋巴结(右侧为著)，部分 FDG 代谢轻度增高，SUV_{max} 为 2.0。③腹膜后多发小淋巴结伴代谢轻度增高，SUV_{max} 为 3.1；④盆腹腔系膜、腹膜及肾周脂肪密度增高，FDG 代谢增高，SUV_{max} 为 3.3；⑤皮下脂肪水肿。以上不除外 MCD，请结合临床，建议右侧颈部淋巴结取得病理组织学诊断。

住院期间病情加重，仍感腹胀、纳差、气短，尿量少。检测血小板逐渐下降，肌酐进行性升高，白蛋白进行性下降、胆红素升高。2022-8-19 复查血常规：白细胞 $14.53 \times 10^9/L(\uparrow)$，中性粒细胞占比 $0.902(\uparrow)$，血红蛋白 118 g/L $(\downarrow)$，血小板 $74 \times 10^9/L(\downarrow)$，降钙素原 30.5 μg/L(↑)，C 反应蛋白(快检)165.03 mg/L(↑)，IL-6 58.87 ng/L(↑)；血生化指标：钾 3.84 mmol/L，钠 134.6 mmol/L(↓)，二氧化碳结合力 18.5 mmol/L(↓)，葡萄糖 10.18 mmol/L(↑)，

尿素 37.8 mmol/L（↑），总钙 1.89 mmol/L（↓），磷 2.03 mmol/L（↑），肌酐 365.2 μmol/L（↑），尿酸 705.2 μmol/L（↑），白蛋白 22.1 g/L（↓），总胆红素 41 μmol/L（↑），直接胆红素 39.8 μmol/L（↑），碱性磷酸酶 196.9 U/L（↑），乳酸 1.77 mmol/L，前白蛋白 1.2 mg/L（↓）；EBV（白细胞）3.5×10^6 IU/L，EBV（血浆）<10^6 IU/L。建议行淋巴结活检明确诊断。患者要求转上级医院进一步诊治。

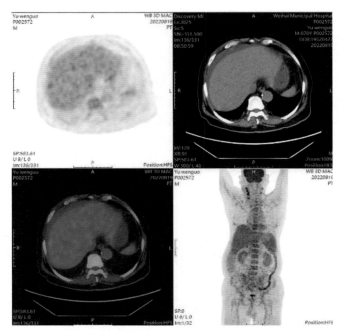

▲ 图 10－1　患者发病后 3 周接受司妥昔单抗治疗前 PET/CT

示双侧颈部、双侧腋窝、腹膜后多发小淋巴结伴代谢轻度增高；盆腹腔系膜、腹膜及肾周脂肪密度增高伴代谢增高；腹水；皮下脂肪水肿。

患者于 2022 - 8 - 25 在北京某三甲医院住院,病情仍进行性加重,发热、黄疸、腹水加重、尿少、胸闷憋气、多脏器功能损害。复查血常规＋C 反应蛋白:白细胞 14.44×10^9/L(↑),中性粒细胞 0.88×10^9/L(↑),血红蛋白 106 g/L(↓),血小板 46×10^9/L(↓),C 反应蛋白 1511 mg/L(↑),红细胞沉降率 90 mm/h(↑);生化指标:总蛋白 53.4 g/L(↓),血清白蛋白 18.3 g/L(↓),总胆红素 125.5 μmol/L(↑),直接胆红素 95.0 μmol/L(↑),谷丙转氨酶 56 U/L,碱性磷酸酶 490.6 U/L(↑),γ 谷氨酰基转移酶 95.1 U/L(↑),葡萄糖 11.77 mmol/L(↑),尿素 61.41 mmol/L(↑),肌酐 615.8 μmol/L(↑),血清尿酸 1029.0 μmol/L(↑),二氧化碳结合力 15.0 mmol/L(↓),NT - proBNP 3622.0 ng/L(↑);eGFR 8.3 mL/(min·1.73 m²);出凝血:血浆凝血酶原时间 17.9 s(↑),血浆凝血酶原活动度 56.0%(↓),国际标准化比值 1.47(↑),血浆纤维蛋白原 7.69 g/L(↑),血浆 D - 二聚体 11.84 mg/L(↑),血浆抗凝血酶Ⅲ 55.0 g/L。骨髓细胞学:骨髓增生活跃,粒系占比 0.788,早幼粒以下阶段可见,以中性分叶核粒细胞为主,可见多分叶核粒细胞,嗜酸性细胞可见;红系中幼红以下阶段可见,成熟红细胞形态未见明显异常;淋巴细胞占 6.4%;全片见巨核细胞 46 个,各型可见;可见多分叶核巨核细胞,血小板散在或成小簇可见。骨髓免疫分型无异常。超声心动图:心脏未见明显异常。超声:右侧锁骨上窝多发低回声结节,淋巴结;腹腔、盆腔积液;脾大。

予抗感染、补蛋白质、利尿、碱化尿液、改善有效血容量、改善各脏器功能、输注血小板等治疗。

2022-8-30 超声引导下行右侧颈部 Ⅴ 区低回声结节穿刺活检。病理:(右侧颈部 Ⅴ 区低回声结节)淋巴组织增生性病变,可见大量成熟浆细胞,结合临床,考虑 Castleman 病,浆细胞型(巨大淋巴结增生症);免疫组化结果:CD3(T 细胞+),κ 轻链(+),IgG4(-),λ 轻链(+),IgG(+),HHV-8 阴性。

⌬ 诊断及危险度分层

iMCD-TAFRO 综合征(浆细胞型,重型)。

⌬ 鉴别诊断及要点

本例患者以乏力、纳差、水肿、蛋白尿、肌酐升高就诊肾内科,入院后血液科会诊发现淋巴结肿大、血炎性指标明显升高,完善 PET/CT 检查示不除外 MCD。准备行右侧颈部淋巴结活检,但患者要求转院。转院后患者病情进行性加重,出现发热、大量腹水、腹胀、胸闷、憋气、心力衰竭、肝/肾功能损害加重、eGFR 8.3 mL/(min·1.73 m^2)、代谢性酸中毒、血小板减少等。最终在输注血小板后行颈部淋巴结穿刺活检确诊为 Castleman 病(浆细胞型)。根据《中国 Castleman 病诊断与治疗专家共识(2021 年版)》,对于淋巴结病理符合 Castleman 病的患者,还需进一步除外其他基础疾病所致淋巴结"Castleman 样"改变的可能。

患者先后在两家三甲医院住院检查未发现 HIV、结核、梅毒、EBV、CMV 感染的证据,且确诊前经过抗感染治疗病情仍进行性加重,基本可除外感染性疾病所致淋巴结"Castleman样"改变的可能。

患者虽然有水肿、大量腹水、脾大、淋巴结肿大,但血/尿免疫固定电泳阴性,骨髓未见克隆性浆细胞,无多发性神经病变,可除外骨硬化性骨髓瘤。

患者乏力、纳差、水肿、蛋白尿、肌酐升高首诊,随后病情进行性加重,表现为多脏器功能损害。应与自身免疫病,如 SLE 等相鉴别,但患者行抗核抗体谱、ANCA、抗 GBM 抗体、免疫球蛋白、补体等检查均阴性,不支持自身免疫病。

该患者根据 PET/CT 检查存在多个淋巴结区域受累,HHV-8 阴性,存在发热、乏力、贫血、肝/肾功能损害、容量负荷过多(全身水肿、腹水等)等全身表现及高炎状态,符合 iMCD 的诊断。患者病情进展迅速,有重度水肿、浆膜腔积液、发热、血小板减少、脾大、免疫球蛋白无明显增高、淋巴结轻度肿大、血清碱性磷酸酶增高但转氨酶升高不明显等,符合 iMCD-TAFRO 综合征。患者确诊前体能状态差,极度虚弱;肾功能损害进行性加重 eGFR 降至 8.3 mL/(min · 1.73 m²)[＜30 mL/(min · 1.73 m²)];重度水肿和腹水;双肺间质性改变等考虑符合重型 iMCD。

🏵 治疗原则

长期以来 iMCD 无针对性的靶向治疗药物,传统化疗虽然缓解率高,但复发率较高且不良反应明显;糖皮质激素虽然可抑制炎症状态,但通常需大剂量使用,且疗效不能长期维持,复发率和治疗失败率高;免疫调节治疗 iMCD 目前仅有个别报道有效。总之,iMCD 现有的治疗方案均不能很好地满足患者治疗需求,临床亟须新型、有效的治疗手段。虽然 iMCD 的病因及发病机制复杂,目前尚未明确,但 IL-6 在 iMCD 患者的发病及临床表现中发挥重要作用,抗 IL-6 靶向治疗是 iMCD 治疗的重要手段。

重型 iMCD 患者往往存在明显的器官功能不全,甚至出现细胞因子风暴,病死率高,需要更加积极的干预。2018 年版 iMCD 国际循证医学指南推荐司妥昔单抗联合大剂量糖皮质激素作为重型 iMCD 患者的一线治疗方案。《中国 Castleman 病诊断与治疗专家共识(2021 年版)》推荐一线联合应用司妥昔单抗和大剂量糖皮质激素(如甲泼尼龙 500 mg/d,静脉用药,3~5 天),为了迅速起效,有时还需将起始司妥昔单抗调整为每周 1 次,若治疗有效,1 个月后调整为每 3 周 1 次。环孢素对于 iMCD-TAFRO 综合征有效,能改善腹水和血小板降低。

☺ 治疗过程

【一线治疗】

(1) 自 2022-9-19 起给予司妥昔单抗方案治疗。具体用药:100 mg,第 1 天;400 mg,第 2 天。治疗后病情明显好转,腹水消失、发热消退、肾功能改善、血象改善。

(2) 2022-10-11 行第 2 疗程治疗。司妥昔单抗 11 mg/kg(700 mg)。

(3) 2022-11-3 入我院。查体:一般情况可,心、肺、腹无明显异常,浅表淋巴结未触及明显肿大。

(4) 复查血常规:白细胞 7.92×10^9/L,中性粒细胞 4.93×10^9/L,血红蛋白 137 g/L,血小板 190×10^9/L,红细胞沉降率

3 mm/h;C 反应蛋白 3.34 mg/L(↑),IL-6 37.32 ng/L(↑)(参考范围 0~7 ng/L)。血生化指标:白蛋白 42.7 g/L,尿素 11.8 mmol/L(↑),肌酐 86.2 μmol/L,尿酸 552 μmol/L(↑),eGFR 80.6 mL/(min·1.73 m^2)[参考范围 80~120 mL/(min·1.73 m^2)]。尿常规、凝血功能未见异常。超声:双侧颈部可见多个肿大淋巴结,左侧大者约 9 mm×4 mm,边界清,可见结门;右侧大者约 13 mm×6 mm,边界清,形态饱满,部分未见明显结门。双侧腋窝未探及明显肿大淋巴结。双侧腹股沟未探及明显肿大淋巴结。腹腔、腹膜后及盆腔检查,肠气较多,显示部分未见明显积液及包块回声。

(5) 2022-11-3 行第 3 疗程治疗。司妥昔单抗 700 mg。

(6) 2022-11-28 复查血常规正常;红细胞沉降率 6 mm/h,C 反应蛋白 0 mg/L;肝功能正常;肌酐正常。超声:右侧颈部淋巴结稍大,左侧颈部、双侧腋窝及双侧腹股沟未探及明显肿大淋巴结;腹腔、腹膜后及盆腔检查,未见明显积液及包块回声。疗效达完全缓解。

(7) 2022-11-28 行第 4 疗程治疗。司妥昔单抗 700 mg。

(8) 此后因经济原因司妥昔单抗减量为每次 400 mg,每个疗程间隔 6~8 周(应用时间为 2023-1-12、2023-3-12、2023-5-13),共完成 7 个疗程。曾建议患者司妥昔单抗减量及用药间隔延长后加用环孢素维持治疗,但患者家属惧怕肾功能损害暂未应用。

(9) 2023-5-13(第 7 疗程前)复查血常规:白细胞 8.0×10^9/L,血红蛋白 142 g/L,血小板 186×10^9/L,红细胞沉降率 5 mm/h;C 反应蛋白 0.59 mg/L(↑),IL-6 39.54 ng/L(↑)。血生化指标:肌酐 117.5 μmol/L(↑),尿酸 582 μmol/L(↑),白

蛋白 43.4 g/L，eGFR 56.2 mL/(min · 1.73 m²)；铁蛋白 96.72 μg/L。尿常规：尿蛋白(2＋)。超声：双侧颈部均可见多个淋巴结，最大 11 mm×4 mm，双侧腋窝及双侧腹股沟未探及明显肿大淋巴结；腹腔、腹膜后及盆腔未见明显积液及包块回声。

【疗效评估】治疗前、疗程后的疗效评估见表 10－1。

表 10－1　治疗前、疗程后的疗效评估

时　间	C反应蛋白 (mg/L)	血红蛋白 (g/L)	血小板 (×10⁹/L)	白蛋白 (g/L)	肌酐 (μmol/L)	eGFR [mL/(min · 1.73 m²)]
治疗前 (2022－8－25)	151	106	46	18.3	615	8.3
2 个疗程后 (2022－11－03)	3.3	137	190	42.7	86.2	80.6
3 个疗程后 (2022－11－28)	0	131	161	43.6	85.6	81.9
4 个疗程后 (2023－1－12)	0.48	148	146	44.3	100	65.4
5 个疗程后 (2023－3－12)	0.22	133	204	41.9	101.4	64.3
6 个疗程后 (2023－5－13)	0.59	142	186	43.4	117.5	56.2

☻ 讨论和思考

该例患者起病急，病情进展快，最终诊断为 iMCD－TAFRO 综合征（浆细胞型，重型）。TAFRO 综合征的临床表现多样，当出现不明原因发热伴淋巴结肿大、严重浆膜腔积液用其他原因无法解释、多系统受累伴淋巴结肿大时需要考虑本病。与经典的 MCD 临床表现不同，TAFRO 综合征起病更急、水负荷表现重、相对小的淋巴结增生、伴血小板减少及免疫球蛋白水平正常，多系统受累更为突出。进行性肾功能不全、水负荷表现重在本病例表现尤为突出，随后病情进一步加重，血小板减少、凝血功能异常、多器官功能损害等增加了病理活检的风险。本例患者在输注血小板后行淋巴结穿刺活检最终明确诊断。

TAFRO 综合征在临床罕见，发病机制被认为与强烈的细胞因子风暴有关，主要因子有 IL - 6 和 VEGF，目前推荐治疗方案有糖皮质激素、免疫抑制剂、利妥昔单抗、IL - 6 受体拮抗剂（托珠单抗、司妥昔单抗）等。

司妥昔单抗被多项指南推荐作为 iMCD 一线治疗的首选药物，主要基于其独特的作用机制和扎实的临床研究。正是基于司妥昔单抗在 Castleman 病治疗中的显著疗效和高质量的研究证据，《中国 Castleman 病诊断与治疗专家共识（2021 年版）》《中国临床肿瘤学会（CSCO）淋巴瘤诊疗指南（2021 年版）》、NCCN 指南及 CDCN 共识等均推荐司妥昔单抗作为 iMCD 的一线用药。该患者确诊前病情危重，合并多脏器功能损害，经司妥昔单抗治疗后，病情得到迅速、有效控制，展示了该药起效快及安全性好的特点。

司妥昔单抗治疗 iMCD 需要持续用药，直至治疗失败。文献中最长使用该药的患者已经安全用药 15 年以上，同时患者获得了显著的临床改善和对淋巴结、C 反应蛋白的持续抑制。基于该药良好的安全性特征，采取这种长期用药策略是可行的。

（威海市立医院　任　辉　李伟华）

专家 点评

　　本案是一例极为罕见的、典型的 iMCD‐TAFRO 综合征（浆细胞型，重型）患者。本例患者起病急、病情进展快，结合其临床表现、病情演变、实验室检查、影像学检查、淋巴结活检，最终在患者第 1 次就诊后 25 天确诊。此时患者体能状态极差，同时合并多脏器功能损害，增加了治疗难度及风险。以往传统的治疗方法从疗效及安全性均难以保证迅速控制病情。第 1 疗程未足量应用司妥昔单抗的主要原因一是价格昂贵，其次是用药经验不足，担心药物的不良反应。但在减量的司妥昔单抗治疗 1 个疗程后，病情就得到有效控制，第 2 疗程足量治疗后接近完全缓解，第 3 疗程达到完全缓解，体现了该药起效快及安全性好的特点。由于该药价格较昂贵，长期应用患者的经济能力难以承受，因此在疾病得到有效控制后减低剂量或延长用药间隔时间，增加患者的依从性和提升患者的生活质量。该患者第 1 疗程用药剂量约 8 mg/kg，病情得到有效控制。司妥昔单抗的最佳用药剂量是多少，随着我们对疾病的更深入的研究和探索，以及临床经验的积累，期待会有更明确的答案。

（威海市立医院　王毅力）

主要参考文献

［1］ 石梦晗,刘婉莹,余莉. Castleman 病的临床病理特征及可能的发病机制［J］. 中国肿瘤临床,2020,47(13):677‐681.

［2］ VAN RHEE F, WONG R S, MUNSHI N, et al. Siltuximab for multicentric Castleman's disease: a randomised, double-blind, placebo-controlled trial [J]. Lancet Oncology, 2014,15(9):966-974.

[3] VAN RHEE F, CASPER C, VOORHEES P M, et al. Long-term safety of siltuximab in patients with idiopathic multicentric Castleman disease: a prespecified, open-label, extension analysis of two trials [J]. Lancet Haematol, 2020,7(3):e209-e217.

[4] 中华医学会血液学分会淋巴细胞疾病学组，中国抗癌协会血液肿瘤专业委员会，中国 Castleman 病协作组. 中国 Castleman 病诊断与治疗专家共识（2021 年版）[J]. 中华血液学杂志,2021,42(7):529-534.

[5] 中国临床肿瘤学会. 中国临床肿瘤学会（CSCO）淋巴瘤诊疗指南 2021[M]. 北京:人民卫生出版社,2021.

[6] VAN RHEE, VOORHEES P, DISPENZIERI A, et al. International, evidence-based consensus treatment guidelines for idiopathic multicentric Castleman disease [J]. Blood, 2018,132(20):2115-2124.

[7] LANG E, SANDE B, BRODKIN S, et al. Idiopathic multicentric Castleman disease treated with siltuximab for 15 years: a case report [J]. Ther Adv Hematol, 2022,13:20406207221082552.

11 反复化疗效不佳，转换方案觅生机

——司妥昔单抗治疗常规化疗进展混合型 iMCD - NOS 一例

 病例介绍

患者，男性，47 岁。

2022 - 1 - 27 因头晕乏力、食欲不振就诊当地医院，检查发现贫血(血红蛋白 67 g/L)伴脾大，予以口服铁剂和叶酸治疗数月，贫血无改善。2022 - 2 - 28 至我院，查体发现颈部、腋窝、腹股沟可触及多发直径 2 cm 左右肿大的淋巴结，质韧，无压痛，脾肋下 6 cm，抗感染治疗无效。2022 - 3 - 4 行 PET/CT 检查示脾大伴 FDG 代谢轻度增高，骨骼 FDG 代谢弥漫性轻度增高，右侧腮腺区、双侧锁骨上、腋窝、肺门、纵隔、腹盆腔及双侧腹股沟区多发结节状 FDG 代谢增高灶，考虑高度疑似淋巴瘤。2022 - 3 - 8 骨髓细胞学提示浆细胞占有核细胞 12.5% 左右，其中幼浆占有核细胞 5.5% 左右。骨髓病理提示骨髓增生较活跃，浆细胞增多，免疫组化未见明确克隆性改变。骨髓免疫分型未见单克隆性浆细胞。血、尿轻链多克隆增高，血清蛋白电泳无 M 蛋白，免疫固定电泳 8 项阴性。行腋窝淋巴结穿刺活检，2022 - 3 - 9 术后病理考虑浆细胞肿瘤不除外，建议完整切

除淋巴结送检。因查抗核抗体滴度阳性 1∶320,IgG4 40.6 g/L(↑),IgA 6.99 g/L(↑),C 反应蛋白 147.00 mg/L(↑),IL-6 33.4 ng/L(↑),红细胞沉降率 34.0 mm/h(↑),请风湿科会诊讨论后,予以再次行腹股沟淋巴结活检。2022-6-6 病理结果提示 Castleman 病(混合型)。免疫组化结果:CD34(血管+),CD38(多量+),CD138(多量+),IgG(+),IgG4(多量+),κ 轻链(+),λ 轻链(+),CD3(散在+),CD20(结节+),Ki-67(GC+,周围区域<10%+),HHV-8 阴性,IL-6(±)。原位杂交结果:EBER(-)。患者既往无高血压、2 型糖尿病、脑梗死和乙型肝炎病史。

诊断及危险度分层

(1) 混合型 iMCD-NOS。

(2) 诊断依据:患者为中年男性,临床表现为贫血、脾大、全身广泛淋巴结肿大和明显乏力感。实验室检查提示血红蛋白 67 g/L(↓)、红细胞沉降率 34.0 mm/h(↑)、C 反应蛋白 147.00 mg/L(↑),IL-6 33.4 ng/L(↑),多克隆性免疫球蛋白增高。PET/CT 检查示脾大伴 FDG 代谢轻度增高,骨骼 FDG 代谢弥漫性轻度增高,右侧腮腺区、双侧锁骨上、腋窝、肺门、纵隔、腹盆腔及双侧腹股沟区多发结节状 FDG 代谢增高灶,考虑高度疑似淋巴瘤。淋巴结活检病理提示 Castleman 病(混合型),故诊断 Castleman 病(混合型)明确。因有贫血、多部位淋巴结肿大伴脾大,有显著的全身症状(乏力、消瘦),故为 MCD。患者 HHV-8

阴性,HIV 阴性,炎症反应相对较轻,无骨硬化性骨髓瘤表现,无全身水肿和发热,血小板正常,故为 iMCD - NOS。

😊 鉴别诊断要点

(1)淋巴结病毒、细菌感染:患者可出现发热及感染灶引流区淋巴结肿大,查体淋巴结压痛明显,抗感染治疗有效。本例患者有淋巴结肿大,但无发热且抗感染治疗后淋巴结无明显改变,淋巴结活检病理考虑 Castleman 病,故可排除此病。

(2)淋巴结转移癌:有胃癌、肺癌、前列腺癌、乳腺癌等恶性实体肿瘤病史及相关临床表现,淋巴结活检病理有转移瘤证据。本例患者有多发淋巴结肿大,但无实体肿瘤相关的临床表现,PET/CT 未发现实体肿瘤的证据,淋巴结活检病理考虑 Castleman 病,故可排除此病。

(3)多发性骨髓瘤:是浆细胞克隆性增生的恶性肿瘤。本例患者有贫血,有免疫球蛋白和血、尿轻链增高,但为多克隆性,免疫固定电泳和血清蛋白电泳均阴性,骨髓未见单克隆性浆细胞增生,无溶骨性骨质破坏,淋巴结活检病理 PCR - Ig 基因重排检测结果未获得单克隆重排亦不考虑浆细胞瘤,故可排除此病。

(4)IgG4 - RD:是一种慢性、进行性炎症伴纤维化的疾病,可累及不同组织或器官,如唾液腺、胰腺、胆道、腹主动脉或腹膜后等,病变部位有大量淋巴细胞和浆细胞浸润,炎症反应局部有分泌 IgG4 的浆细胞生成。该患者有血清 IgG4 水平升高,但无其他 IgG4 相关硬化性疾病,伴有 IgA 和 IL - 6 升高,C 反应蛋白升高明显,贫血较重,且有脾大,全身乏力不适症状明显。淋巴结病理提示淋巴结被膜增厚、纤维化,淋巴滤泡缩小,偶见血管长入,滤泡旁区可见小的浆样细胞增生并有融合,淋巴窦开放。间质血管增生不甚明显,血管内有淤滞。皮质可见扁平状宽胞质细胞增生区。本例患者以浆细胞增生为主,κ轻链优势表达,病理结合临床特点和实验室检查等综合分析后建议归入 Castleman 病为宜,且 IL-6 靶向治疗有效。故可排除此病。

⊛ 治疗原则

不同于 UCD 以手术切除作为最主要治疗手段,iMCD 的治疗主要依赖全身治疗。过去常用的全身治疗手段包括糖皮质激素治疗、化疗、以利妥昔单抗为基础的免疫治疗等。前述治疗虽然有一定的有效率,但都存在难以回避的问题。例如,糖皮质激素单药治疗有效率低,药物减量后疾病会再次活动,已经不属主流的治疗方案;化疗或免疫治疗采用"脉冲式"给药,副作用大,有效率低,治疗强度降低后疾病容易再次活动,根据 CDCN 指南,也不是首选的一线治疗方案。

基于现有的循证医学证据,以 IL-6 为靶点的治疗(如司妥昔单抗)是目前 iMCD 患者的最重要治疗选择。根据既往在多中心型 Castleman 病中的 Ⅱ 期研究结果,2014 年司妥昔单抗首先在美国获批上市,之后又在全世界 50 余个国家和地区上市。它也是我国目前唯一获批用于 iMCD 治疗的药物。该药在后续拓展期研究中,也展现出长期治疗的良好耐受性和有效性:进入拓展期研究的患者,中位随访 6 年,97% 的患者在最后一次研究评估时维持或者实现疾病控制,未发现剂量累积毒性,整个研究期间无死亡报道,60% 的患者有 3 级及以上不良事件,最常见的是高血压(13%)、乏力(8%)、恶心(7%)、中性粒细胞减少(7%)和呕吐(5%)。

根据上述证据,《中国 Castleman 病诊断与治疗专家共识(2021

年版)》,对于非重型 iMCD(如本例患者),基于前述循证医学证据,推荐司妥昔单抗作为一线治疗方案,可联合糖皮质激素(4~8 周后减量并停用),对治疗有效的患者长期使用司妥昔单抗治疗。

⊕ 治疗过程

第 1~3 疗程:CP 方案化疗 3 个疗程(具体:环磷酰胺 1.2 g,第 1 天;醋酸泼尼松片 50 mg,每日 2 次,第 1~5 天)。

第 4~5 疗程:R－COP 方案化疗 2 个疗程(具体:利妥昔单抗 0.6 g,当天;环磷酰胺 1.2 g,第 1 天;长春地辛 3 mg,第 1 天;醋酸泼尼松片 50 mg,每日 2 次,第 1~5 天)。

第 6~10 疗程:予以 R－CDOP 方案化疗 5 个疗程(具体:利妥昔单抗 0.6 g,当天;环磷酰胺 1.2 g,第 1 天;长春地辛 3 mg,第 1 天;多柔比星脂质体 40 mg,第 1 天;醋酸泼尼松片 50 mg,每日 2 次,第 1~5 天)。

参照《中国 Castleman 病诊断与治疗专家共识(2021 年版)》的疗效评估标准,患者淋巴结缩小后又增大,疗效评估考虑疾病控制不佳。

(1)症状评估:全身乏力感明显。

(2)生化指标:血红蛋白 76 g/L,C 反应蛋白 113 mg/L,IL－6 52.8 ng/L。

(3)淋巴结、脾:双侧颈部、腋窝、腹股沟多发直径为 1~3 cm 大小肿大淋巴结(最大位于左侧腋窝,31 mm×14 mm),脾脏肋下 55 mm。

第 11 疗程:予以司妥昔单抗＋醋酸泼尼松片方案化疗 1 个疗程(具体:司妥昔单抗 11 mg/kg,第 1 天;醋酸泼尼松片 40 mg,每日 2 次,第 1~5 天;每 3 周为 1 个疗程)。

【疗效评估】用药 3 周,司妥昔第 1 疗程结束。

不良反应:未发生。

症状评估:无发热、乏力,食欲恢复,体力恢复,贫血面容改善。

生化指标:血红蛋白 99 g/L,C 反应蛋白 57 mg/L,均有改善。

浅表淋巴结、脾:淋巴结稳定状态,无进展。脾肋下25 mm,脾大明显改善。

参照《中国 Castleman 病诊断与治疗专家共识(2021 年版)》的疗效评估标准,患者经司妥昔单抗治疗 3 周时,达到部分缓解,患者症状明显改善,血指标改善明显,提示司妥昔单抗治疗效果良好,拟继续司妥昔单抗治疗。

第 12～16 疗程:继续予以司妥昔单抗＋醋酸泼尼松片方案化疗 5 个疗程(具体:司妥昔单抗 11 mg/kg,第 1 天;醋酸泼尼松片 40 mg,每日 2 次,第 1～5 天;每 3 周为 1 个疗程)。

目前状态:司妥昔第 6 疗程化疗后。患者乏力、头晕症状消失,活动能力恢复到完全正常,与起病前活动能力无任何差别。

司妥昔单抗治疗前后对比见表 11 - 1。

表 11 - 1　司妥昔单抗治疗前后对比

项　　目	发病时	转换司妥昔单抗前	司妥昔单抗治疗					
			第 1 疗程	第 2 疗程	第 3 疗程	第 4 疗程	第 5 疗程	第 6 疗程
血红蛋白(g/L)	62	76	99	112	108	114	135	138
C 反应蛋白(mg/L)	131	113	57	67	—	54.9	—	64.9
脾肋下(mm)	85	55	25	—	29	—	—	0

【疗效总结】司妥昔单抗第 6 疗程结束：不良反应未发生。状态疗程评估达到完全缓解。

（1）症状评估：乏力、头晕症状消失，活动能力恢复到完全正常，与起病前活动能力无任何差别。

（2）生化指标：血红蛋白 138 g/L，C 反应蛋白 64.9 mg/L，IL－6 2.1 ng/L，无贫血。

（3）淋巴结、脾：双侧颈部、腹股沟淋巴结皮质增厚，双侧腋窝淋巴结未见明显肿大；脾脏肋下 0 mm。淋巴结明显缩小，无异常淋巴结，无脾大。

☺ 讨论和思考

2018 年，CDCN 发布了 iMCD 的诊疗指南，首次提出基于循证医学证据的该病治疗推荐。根据该指南，对于初治的 iMCD 患者，推荐使用包括司妥昔单抗在内的 IL－6 靶向治疗作为一线治疗的首选策略。而司妥昔单抗，则是唯一以 Ⅰ 类证据推荐进入该指南的针对 iMCD 的治疗药物。2021 年，中国 Castleman 病协作组编写了国内的 Castleman 病诊治共识，也将司妥昔单抗作为初治 iMCD 的首选治疗推荐。

值得一提的是，虽然早期司妥昔单抗治疗 MCD 的随机双盲对照研究中，透明血管型 MCD 对于司妥昔单抗的反应不佳（18 例透明血管型患者均未达到"持续症状和肿瘤缓解"），但后续通过更多循证医学证据的积累，目前认为司妥昔单抗对于透明血管型 iMCD 患者仍然有效。因此，根据目前《中国 Castleman 病诊断与治疗专家共识（2021 年版）》以及 CDCN 诊疗指南，在后续治疗方案的选择上，临床分型（重型、非重型）要比病理分型（透明血管型、浆细胞型、混合型）更加重要。我们也可以从 NCCN 指南的变迁中,看到这一点:2020 年版 NCCN 指南中,司妥昔单抗仅被推荐用于浆细胞型和混合型 iMCD;而 2021 年版及之后的 NCCN 指南中,该药已经被推荐用于所有病理类型 iMCD 的一线治疗。

相比于其他针对 iMCD 的治疗,司妥昔单抗具有起效快(症状恢复的中位时间为 0.8 个月,C 反应蛋白恢复正常的中位时间为 2.1 个月,达到淋巴结疗效的中位时间为 4.1 个月)、疗效持续时间长(长期控制率 97%)、安全性好(长期用药未发现剂量累积毒性)的优点。从本例患者的治疗经过也不难看出,仅经过 3 周的治疗,患者不仅指标有所改善,主要是患者症状改善非常明显,展现出该药起效快的特点。

就本例患者(Castleman 病混合型)而言,如果在决定治疗时即考虑基于司妥昔单抗的治疗,很可能疗效会更好。值得一提的是,司妥昔单抗治疗 iMCD 需持续用药,文献中最长使用该药的患者已经安全用药 15 年以上。基于该药良好的安全性特征,采取这种长期用药的策略显然是可行的。对于本例患者而言,若能持续维持部分缓解及以上疗效,是非常适合长期使用司妥昔单抗治疗的。根据既往研究的给药计划,在早期给予 11 mg/kg,每 3 周 1 次,达到疾病良好控制后,也可以考虑将给药频率调整为每 6 周 1 次,以增加依从性和提升患者生活质量。疗效评估方面,目前推荐对 iMCD 进行包括症状、生化指标和影像学在内的综合评估。在达到最佳疗效前,一般推荐每月进行症状和生化指标(至少包括血红蛋白、白蛋白、肌酐、C 反应蛋白)的评价。由于目前治疗的核心目标在于控制高炎状态,而非淋巴结大小,影像学检查的频率不必过多:根据 CDCN 指南推荐,治疗 6 周时可进行首次影像学检查,之后可将间隔拉长至每

3 个月检查 1 次,直至达到最佳疗效。

（中国科学技术大学附属第一医院　周晨阳　徐　强）

专家点评

　　本案是一例并非典型的 iMCD 患者,通过淋巴结病理活检、临床表现、实验室检查和影像学检查,经过 MDT（血液科、风湿科、病理科）协作,排除了浆细胞肿瘤和 IgG4 - RD,最终诊断为 Castleman 病（混合型,多中心型）。鉴于司妥昔单抗费用昂贵,且需要长期给药,该患者在经历 CP、R - COP、R - CDOP 方案贯序治疗效果不佳基础上,才转换为司妥昔单抗化疗,转换后在较短时间内即获得了较好的症状和生化指标缓解。目前患者体能状态完全正常,贫血、脾大症状消失,淋巴结明显缩小且难以触及,考虑达到完全缓解状态。该例患者发病时存在高炎状态,C 反应蛋白水平和IL - 6 水平均较高,与研究中认为高炎状态患者更适合使用司妥昔单抗治疗相符合,如果可以更早转换,可能疗效更好,可进一步改善生存率。

（中国科学技术大学附属第一医院　丁凯阳）

主要参考文献

［1］ VAN RHEE F, OKSENHENDLER E, SRKALOVIC G, et al. International evidence-based consensus diagnostic and treatment guidelines for unicentric Castleman disease ［J］. Blood Adv, 2020,4 (23):6039 - 6050.

［2］ 中华医学会血液学会淋巴细胞疾病学组,中国抗癌协会血液肿瘤专业委员会,中国 Castleman 病协作组. 中国 Castleman 病诊断与治疗

专家共识(2021 年版)[J].中华血液学杂志,2021,42(7):529 - 534.

［3］ ZELENETZ A D, GORDON L I, ABRAMSON J S, et al. NCCN guidelines ® insights: B-cell lymphomas, version 6. 2023 [J]. J Natl Compr Canc Netw, 2023,21(11):1118 - 1131.

［4］ VAN RHEE F, VOORHEES P, DISPENZIERI A, et al. International, evidence - based consensus treatment guidelines for idiopathic multicentric Castleman disease [J]. Blood, 2018, 132 (20):2115 - 2124.

［5］ VAN RHEE F, WONG R S, MUNSHI N, et al. Siltuximab for multicentric Castleman's disease: a randomised, double - blind, placebo - controlled trial [J]. Lancet Oncol, 2014,15(9):966 - 974.

病例介绍

　　患者，男性，27 岁。

　　2019 - 9 无明显诱因下出现反复发热，体温可达 38℃ 以上，能自行缓解；抽烟量大时易发生持续性剧烈咳嗽，伴大量白色浓痰，伴胸闷气急，不抽烟时不咳嗽，伴乏力，未重视及进一步诊治。2019 - 12 开始出现反复鼻出血，多于发热时出现，纸巾填塞后可自行停止。症状反复发作，仍未就诊，近 1 年体重下降 5 kg。

　　2020 - 7 因胸闷气急加重就诊，查胸部 CT 提示两肺弥漫性小气道病变，弥漫性全小叶型肺气肿伴多发融合、肺大疱（图 12 - 1）。查血常规示白细胞 7.9×10^9/L，红细胞 3.07×10^{12}/L，血红蛋白 75 g/L，血小板 520×10^9/L，中性粒细胞绝对值 4.81×10^9/L，白蛋白 21.9 g/L，球蛋白 93.5 g/L，肌酐正常。进一步诊治查 IgG4 5.66 g/L（参考范围 0.03～2.01 g/L），C 反应蛋白 135.1 mg/L，红细胞沉降率＞140 mm/h（超过检测范围），抗核抗体谱阴性，血/尿免疫固定电泳阴性，HCV - Ab、HIV - Ab、HHV -

8DNA、CMV－DNA、EBV－DNA 阴性,尿蛋白及潜血弱阳性。CT 检查示肝大、脾大,双侧颈Ⅰ～Ⅳ区、双侧耳前、纵隔(1R,2R,4,5,6,7)、双肺门、双侧腋窝、肝门区、腹膜后、左肾门前方及双侧腹股沟多发饱满、肿大淋巴结。左侧锁骨上淋巴结穿刺病理提示 IgG4(＋)(最高处每高倍视野约 40 个阳性细胞),淋巴组织增生伴浆细胞增多及拉塞尔小体(Russell body)形成,浆细胞型 Castleman 病、RA 及感染性疾病均可出现此类改变。肺支气管镜活检病理提示小块肺泡组织,间质内炎症细胞浸润,局部纤维组织增生。骨髓形态学提示浆细胞比例增高伴轻度形态异常,呈多克隆性。诊断考虑 IgG4－RD,浆细胞型 Castleman 病。2020－9－17 开始用泼尼松片 40 mg 每日 1 次治疗。2020－10－22 复查 IgG4 6.72 g/L,胸闷气急症状未见明显好转,评估后考虑治疗效果不佳。2020－10－19 行 MDT(血液科、病理科、放射科、呼吸内科)讨论,进一步查 sIL－2R 3 755.0 ng/L,IL－6 69.68 ng/L,VEGF 866.43 ng/L,临床诊断为 iMCD(浆细胞型)。

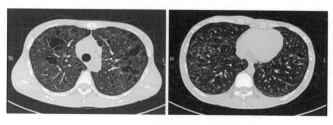

▲ 图 12－1　患者治疗前胸部 CT

示两肺弥漫性小气道病变,弥漫性全小叶型肺气肿伴多发融合、肺大疱。

> 入院查体:ECOG 评分为 1 分,双侧颈部、锁骨上、腋窝、腹股沟可及肿大淋巴结,约绿豆大小。
>
> 既往史、个人史、家族史:乙型肝炎 20 余年,否认结核等传染病史,其余病史无特殊。

☸ 诊断及危险度分层

iMCD-NOS(浆细胞型,重型)。

☸ 鉴别诊断要点

根据《中国 Castleman 病诊断与治疗专家共识(2021 年版)》,诊断 Castleman 病需排除可能伴发 Castleman 样淋巴结病理改变的相关疾病,包括(但不限于)感染性疾病、血液系统恶性肿瘤以及 SLE、RA 等自身免疫病。

本例患者淋巴结病理活检提示 IgG4 沉积,血 IgG4 明显增高,存在 IgG4-RD,糖皮质激素治疗 1 个月后效果不佳,IL-6、C 反应蛋白、sIL-2R、IL-6、VEGF 明显偏高。影像学专家表示该患者肺部影像符合淋巴细胞性间质性炎。浆细胞型 Castleman 病有较低概率表现为淋巴细胞性间质性炎,患者两肺改变不符合 IgG4 相关肺病表现,故考虑该患者的诊断为 Castleman 病。

本例患者乙型肝炎 20 余年,HBV-DNA 阴性,肝酶正常,无 HHV-8、HIV、HCV、结核、梅毒、EBV 以及 CMV 感染,基本可除外感染性疾病所致淋巴结 Castleman 样改变。

本例患者无周围神经脱髓鞘样病变,浆细胞非单克隆性,无硬化性骨损伤、皮肤病变、浆膜腔积液、内分泌异常等,可除外骨硬化性骨髓瘤。

本例患者存在多个淋巴结区域受累,存在高炎状态,肺部受累,HHV-8阴性,符合iMCD的诊断。患者球蛋白明显升高,没有血小板减少、重度水肿、骨髓纤维化、肾功能损伤等表现,不符合iMCD-TAFRO综合征的诊断,因此最终诊断为iMCD-NOS。CDCN危险度分层体系将iMCD分为非重型和重型,符合5条标准中2条及以上即考虑重型iMCD:①ECOG评分为2分;②eGFR<30 mL/(min·1.73 m^2);③重度水肿和/或腹水、胸腔积液、心包积液;④血红蛋白≤80 g/L;⑤肺部受累或伴气促的间质性肺炎。该患者血红蛋白75 g/L、肺部受累,存在间质性肺炎,故分层为"重型"。

☺ 治疗原则

Castleman病是一种罕见的淋巴组织增生性疾病,可引起免疫细胞异常过度增生,与淋巴瘤有许多相似的症状和组织学特征。对于有可能完整切除病灶的UCD患者,外科手术是首要选择,手术同时能够改善高炎状态。对于无法完整手术切除的病例,无症状者可继续观察。若存在肿块压迫相关症状,首选含利妥昔单抗的治疗方案缩小肿块,待肿块体积缩小后再次评估是否可手术切除。不同于UCD的手术治疗,MCD的治疗主要依赖于全身治疗,以利妥昔单抗为基础的治疗是HHV-8阳性MCD患者的一线选择,IL-6的靶向治疗(如司妥昔单抗)是非重型iMCD患者的一线治疗方案。由于重型iMCD患者具有较差的生存预后,初发时往往存在显著的器官功能不全,甚至出现细胞因子风暴,因此无论是否符合iMCD-TAFRO综合征诊断标准,一线治疗方案推荐司妥昔单抗和大剂量糖皮质激素的联合应用。为了迅速起效,起始司妥昔单抗可每周 1 次,1 个月后调整为每 3 周 1 次。由于部分患者疾病进展迅速,如发现初始治疗效果不佳,需及时调整为其他二线治疗,如 R±CHOP 方案、BCD 方案等。对司妥昔单抗治疗有效的患者建议长期使用。严重难治性 iMCD 患者病死率较高,往往需采取强化治疗方式来抑制炎症因子/趋化因子风暴。

❁ 治疗过程

(1) 阶段一:

治疗方案:2020－10 开始行 6 个疗程的 R－CHOP 方案化疗(司妥昔单抗未上市,当时 R－CHOP 方案为重型 iMCD 患者一线治疗方案)。

不良反应:肺部真菌感染。

疗效评估:症状评估和淋巴结评估部分缓解以上,生化指标为疾病稳定。

症状评估:乏力好转,无发热,体力好转(未恢复至发病前),体重稳定增加。

生化指标:C 反应蛋白 101.1 mg/L,血红蛋白 95 g/L,球蛋白 49.7 g/L,IgG4 2.11 g/L,红细胞沉降率 110 mm/h。

淋巴结:双侧颈部、纵隔、肺门仍有略大淋巴结,其余部位均消失。

(2) 阶段二:

治疗方案:6 个疗程 R－CHOP 方案化疗结束后患者再次出现反复发热,咳嗽气促,病情进展。2022－9 开始司妥昔单抗治疗,即司妥昔单抗 11 mg/kg,每 3 周 1 次＋奥布替尼 50 mg,

每日 1 次＋伊曲康唑，口服。

不良反应：无。

疗效评估：症状评估和淋巴结可及部分缓解，生化指标疾病稳定。

症状评估：胸闷、气急好转，乏力好转，无发热，体力好转（未恢复至发病前），体重无显著增加。

生化指标：C 反应蛋白 81.9 mg/L（最低 2023 - 3 - 16），血红蛋白 122 g/L（最高 2023 - 3 - 16），球蛋白 45.8 g/L（最低 2023 - 5 - 10），IgG4 1.25 g/L，红细胞沉降率 41 mm/h（最低 2023 - 2 - 15），IL - 6 为 94.0 ng/L（最低 2023 - 3 - 16）。

淋巴结：双侧颈部、纵隔、肺门仍有略大淋巴结，其余部位均消失。

讨论和思考

iMCD 和 IgG4 - RD 都是罕见的全身性免疫介导性疾病，iMCD 和 IgG4 - RD 具有一些重叠的临床特征，因此鉴别诊断有时很困难。部分 iMCD 具有侵袭性，需 IL - 6 靶向治疗或联合化疗，单纯糖皮质激素的应用可在一定程度上缓解临床症状，但维持时间短，而 IgG4 - RD 对糖皮质激素反应良好。因此，IgG4 - RD 与 Castleman 病的鉴别诊断十分重要。IgG4 - RD 被认为是一种累及多器官和组织、进行性发展的自身免疫病。由于病理上广泛的 IgG4 阳性浆细胞增生性浸润及硬化，因此临床上常出现累及器官或组织发生类似肿瘤样肿大。IgG4 - RD 的主要特征是高 IgG4、过敏特征和涉及滤泡辅助性 T 细胞的生发中心扩增，而 iMCD 涉及成熟浆细胞浸润、多克隆抗体产生（高 IgA 和 IgM 水平），生发中心 B 细胞持续产生 IL - 6 以及

IL‐6 驱动的炎症反应。IgG4‐RD 通常还有外周血嗜酸性粒细胞及 IgE 水平的明显升高,而 IL‐6 及 C 反应蛋白水平处于正常范围或轻度升高。另外,IgG4‐RD 病变组织的免疫组化染色会发现 IgG4 阳性淋巴浆细胞浸润,但在 Castleman 病中同样可见 IgG4 阳性浆细胞浸润,所以无法单独依靠病理相鉴别。iMCD 的特征还包括 sIL‐2R、VEGF、乳酸脱氢酶、β_2 微球蛋白水平升高,骨髓网状纤维化,等等。因此,iMCD 和 IgG4‐RD 的鉴别诊断需考虑患者的各项疾病特征。另外,iMCD 和 IgG4‐RD 也有可能同时出现,当二者同时出现,需考虑何种疾病为主而选择不同的治疗方式。

　　iMCD 患者的一线治疗首选 IL‐6 的靶向治疗或包含 IL‐6 靶向治疗的联合治疗方案,但是 IL‐6 靶向治疗需要长期持续用药。虽然该药具有良好的安全性,支持长期使用,但患者往往因为经济能力或依从性差无法长期使用。关于何时停止司妥昔单抗治疗或延长输注间隔时间目前仍未达成共识。当患者在司妥昔单抗治疗后达到最佳反应时,停止司妥昔单抗的使用,还是短期继续使用司妥昔单抗维持治疗,或将间隔时间延长 6～8 周,如何选择能获得最大的获益? 在现实生活中,许多患者在停止或延长司妥昔单抗输注后,重新出现乏力、发热等症状以及高炎状态和相应的影像学变化,导致 MCD 的复发和进展。目前,急需具有指导意义的前瞻性研究指导司妥昔单抗的长期使用疗程。

(浙江大学医学院附属邵逸夫医院　杨倩倩　邵芳斐)

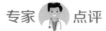

专家　点评

　　首先诊断方面:iMCD 和 IgG4‐RD 具有一些重叠的临床特征,因此鉴别诊断有时很困难。本病例以发热、淋巴结大、肺间质性改变、血炎症指标明显升高为突出临床表现，淋巴结病理提示淋巴组织增生伴浆细胞增多及拉塞尔小体形成，浆细胞型 Castleman 病可能，IgG4 增高，糖皮质激素治疗效果不佳，进一步查 sIL－2R、IL－6、VEGF 明显增高，临床诊断为 iMCD(浆细胞型)。治疗方面：iMCD 患者一线治疗首选 IL－6 的靶向治疗或包含 IL－6 靶向治疗的联合治疗方案，本例患者复发后使用司妥昔单抗和奥布替尼联合方案取得良好疗效。后续治疗如何维持，维持多久能最大获益，还需进一步研究。

（浙江大学医学院附属邵逸夫医院　张　瑾）

主要参考文献

［1］中华医学会血液学分会淋巴细胞疾病学组，中国抗癌协会血液肿瘤专业委员会，中国 Castleman 病协作组. 中国 Castleman 病诊断与治疗专家共识(2021 年版)[J]. 中华血液学杂志，2021,42(7)：529－534.

［2］CARBONE A, BOROK M, DAMANIA B, et al. Castleman disease[J]. Nat Rev Dis Primers, 2021,7(1)：84.

［3］SASAKI T, AKIYAMA M, KANEKO Y, et al. Immunoglobulin G4-related disease and idiopathic multicentric Castleman's disease: confusable immune-mediated disorders [J]. Rheumatology (Oxford), 2022,61(2)：490－501.

辗转科室求诊断，顽疾
解除展笑颜
——司妥昔单抗治疗 TAFRO 综合征一例

病例介绍

患者，男性，54 岁。

2023 - 2 患者在无明显诱因下出现面部、双下肢远端水肿，伴腹胀、纳差、乏力，自觉尿量减少，约 1000 mL/d，无腹痛、腹泻，无发热，无皮肤瘀斑。就诊于当地医院，血小板 $48×10^9$/L，白蛋白 28.6 g/L，红细胞沉降率 48 mm/h，甲状腺功能、肾功能、心肌酶、ANCA、自身抗体均未见异常。胸腹 CT 检查示心包少量积液、胸腔少量积液、腹腔少量积液、纵隔淋巴结肿大。全消化道造影检查示慢性胃炎、小肠吸收不良综合征、左半结肠炎。给予抗感染、输白蛋白、升血小板、利尿等对症治疗后症状缓解不明显。于 2023 - 4 就诊我院，先后在肾脏内科、消化内科、风湿免疫科门诊检查，之后经我院血液科收治确诊。

既往史、个人史、家族史：否认急性和慢性传染病史及手术史，家族中无类似病史。

查体：ECOG 评分为 2 分，颜面部及腹部皮肤变韧，双手皮肤变硬（图 13 - 1），手指皮肤无法捻起，双侧颈部、腋窝、腹股沟区淋巴结肿大(直径为 1～2 cm)。肝脏肋下未及,脾脏肋下 2 cm,质中,无压痛。

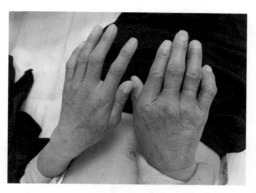

▲ 图 13 - 1　双手指皮肤硬化,无法捻起,手指屈伸受限

1. 一般检查

白细胞 6.42×10⁹/L,血红蛋白 97 g/L,血小板 47×10⁹/L,碱性磷酸酶 182 U/L,谷丙转氨酶 29 U/L,谷草转氨酶 18 U/L,尿素 9.88 mmol/L,肌酐 99 μmol/L,eGFR(CKD - EPI) 74.09 mL/(min·1.73 m²),24 小时尿蛋白 0.36 g,血 β₂ 微球蛋白 6.25 μg/mL,血清蛋白电泳阴性,免疫固定电泳阴性。免疫 8 项:κ 轻链 5.48 g/L、λ 轻链 3.45 g/L、IgE 451 IU/mL、IgM 1.58 g/L、IgA 2.73 g/L、IgG 22.3 g/L。IgG 分型检测:IgG 17.6 g/L、IgG1 14.9 g/L、IgG2 4.44 g/L、IgG3 0.98 g/L、IgG4 3.28 g/L。血清游离轻链检测 2 项:游离 κ 轻链 192 mg/L、游离 λ 轻链 155 mg/L、游离 κ/λ 比值 1.239。血小板糖蛋白 GPIb/IX 自身抗体阳性,抗核抗体 1∶80 弱阳

性(±)、1:160弱阳性(±),系统性硬化病抗体谱阴性,HHV-8 DNA定量＜$5×10^3$,感染指标8项阴性,肿瘤标志物阴性。双侧颈部、腋窝、腹股沟区淋巴结回声异常。胸部增强CT:肺气肿,左肺下叶条索灶,双侧胸腔积液,双肺下叶胸膜下肺不张(图13-2)。上、下腹部增强CT:肝、脾大,肝实质多发囊肿,脾脏实质强化均匀,腹、盆腔积液,前列腺不大,实质内钙化灶,胆囊、胰腺、双肾、双侧肾上腺及膀胱未见明显异常。超声心动图:左心室舒缓功能减低、心包积

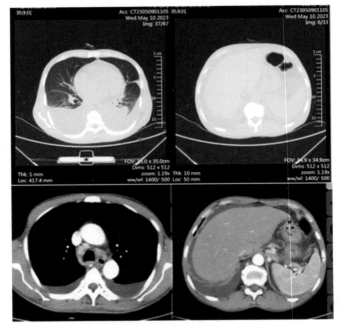

▲ 图13-2　胸腹增强CT(2023-5-10)

示双侧胸腔、心包及腹腔积液,纵隔淋巴结肿大,肝、脾大,未见明显强化灶。

液（少量）。

2. 骨髓检查

增生性骨髓象伴巨核细胞成熟障碍。骨髓活检：骨髓增生活跃，网状纤维染色（MF－0级）。骨髓刚果红染色阴性，未见明显淀粉样变性。骨髓细胞免疫分型：原始区域细胞约占有核细胞的0.5%，分布散在，未见明显发育异常。染色体核型分析：46，XY[20]，未见克隆性异常免疫分型。骨髓MM－FISH检查：骨髓细胞内存在P53基因缺失，不存在1q21基因扩增和IGH基因易位，不存在D13S319和RB1基因缺失，IGH重排、TCR重排均阴性。

3. 病理活检

腹部皮肤组织活检：表皮无显著改变，真皮层胶原纤维轻度增生，皮肤附件减少，真皮内小血管及皮肤附件周围淋巴细胞浸润，倾向早期硬皮病改变。腋窝及腹股沟淋巴结活检病理：少量增生淋巴结组织，显示滤泡萎缩，副皮质区增生伴大量浆细胞浸润及血管增生。考虑Castleman病，建议检查全身以排除MCD。

❀ 诊断及危险度分层

iMCD－TAFRO综合征（重型），ECOG评分为2分。

❀ 鉴别诊断要点

中年男性，以颜面及双下肢水肿起病，伴腹胀、乏力等不适。

查体见双手皮肤增厚变硬,头颈部及腹部皮肤变韧。实验室相关检查阳性结果包括:血小板下降、碱性磷酸酶升高、肌酐轻度升高、尿蛋白(＋)、血小板糖蛋白 GPIb/IX 自身抗体阳性;阴性结果包括:自身抗体谱、系统性硬化病抗体谱、血清蛋白电泳、肿瘤标志物、HHV－8 DNA、感染指标 8 项等相关检查。骨髓穿刺及活检示巨核细胞成熟障碍(MF－0),*IGH* 及 *TCR* 重排阴性。影像学检查示淋巴结肿大、肝/脾大,存在多浆膜腔积液。皮肤活检提示早期皮肤硬化症,淋巴结活检示 Castleman 病。参照《中国 Castleman 病诊断与治疗专家共识(2021 年版)》,符合 iMCD－TAFRO 综合征诊断标准。依据预后分层诊断标准,该患者符合"重型"诊断标准。

❂ 治疗原则

目前有初步数据提示 iMCD－TAFRO 综合征的发病机制可能与 iMCD－NOS 存在差异,仍推荐参考前述"非重型"和"重型"iMCD 的治疗策略进行治疗。重型 iMCD 患者病死率高,一线治疗联合应用司妥昔单抗和大剂量糖皮质激素(如甲泼尼龙 500 mg/d,静脉用药,3～5 天),1 个月后调整为每 3 周 1 次。

❂ 治疗过程

2023－5－18 给予司妥昔单抗 500 mg,第 1 天;甲泼尼龙 500 mg,第 1～3 天冲击治疗。2023－06－12 返院行疗效评估,患者乏力、纳差等不适症状明显改善。复查:血红蛋白 116 g/L、血小板 104×10^9/L、C 反应蛋白＜10 mg/L、白蛋白 32 g/L、肌酐 72 μmol/L、eGFR(CKD－EPI)100.02 mL/(min・1.73 m²),浅表淋巴结超声检查示肿大,胸部及腹部 CT 检查示胸腔积液、腹水消失，未见肝、脾大（图 13-3），评估疗效达部分缓解。后续分别于 2023-6-13 及 2023-7-13 行第 2 及第 3 疗程司妥昔单抗＋甲泼尼龙冲击治疗。

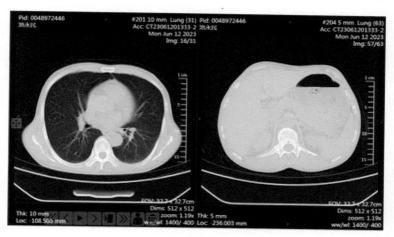

▲ 图 13-3　第 1 疗程后胸腹 CT

示胸腔积液、腹水消失，少量心包积液，肝、脾未见肿大。

◎ 讨论和思考

iMCD-TAFRO 综合征是一组侵袭性强的临床 iMCD 亚型，包括血小板减少、胸腔积液及腹水、网状骨髓纤维化、肾功能障碍和器官肿大，需要与多种感染相关疾病、风湿免疫病、肿瘤等相鉴别，最初由日本学者进行了报道和描述，现在世界各地均有报道，但仍为少见亚型。

本例患者存在严重的全身炎症反应，表现为小肠吸收不良综合征、皮肤硬化症、多浆膜腔积液、血小板减少、肾功能异常等。患者前期经历多科室就诊，包括肾脏内科、消化内科、风湿免疫科等,存在漏诊、误诊等可能性较大。

文献报道 iMCD - TAFRO 综合征存在高炎症反应及细胞因子风暴风险,需积极治疗,严密观察病情变化,治疗推荐可选择一线治疗,以 IL - 6 单克隆抗体＋大剂量糖皮质激素冲击治疗。本病例应用上述治疗后评估疗效达部分缓解,病情稳定,家属考虑到 IL - 6 单克隆抗体费用较高,经知情同意后拟行自体造血干细胞移植以增强治疗获益。

（西安交通大学第一附属医院　陈　颖　刘华胜）

专家点评

本案是一例比较典型的 iMCD - TAFRO 亚型患者。近年来,日本学者对 TAFRO 概念进行了进一步的延伸,对于无法实施淋巴结活检或者淋巴结活检不能确诊 Castleman 病的患者,如果临床高度符合 TAFRO,也可以诊断为 TAFRO 综合征。这种概念延伸给临床上相当一部分没有病理证据,但是高度疑诊的患者提供了治疗的基础。TAFRO 综合征容易被误诊或漏诊,临床上需要和噬血细胞综合征、血栓性微血管病（thrombotic microan-giopathy, TMA）等疾病相鉴别。治疗方面目前还缺乏标准,靶向于炎症的治疗可能有效。不过,由于 TAFRO 综合征起病急、病情重,临床上还是主张对此类患者行强措施,推荐使用司妥昔单抗＋大剂量糖皮质激素冲击治疗,或者司妥昔单抗＋ BCD 方案,没有条件使用司妥昔单抗者也可以采用单纯的 BCD 方案,都能取得较好的临床疗效。

（北京协和医院　李　剑）

主要参考文献

［1］ DISPENZIERI A, FAJGENBAUM D C. Overview of Castleman disease ［J］. Blood, 2020,135(16):1353 - 1364.

［2］ MASAKI Y, NAKAJIMA A, IWAO H, et al. Japanese variant of multicentric Castleman's disease associated with serositis and thrombocytopenia—a report of two cases: is TAFRO syndrome (Castleman-Kojima disease) a distinct clinicopathological entity ［J］. J Clin Exp Hematop, 2013,53(1):79 - 85.

［3］ PIERSON S K, STONESTROM A J, SHILLING D, et al. Plasma proteomics identifies a "chemokine storm" in idiopathic multicentric Castleman disease ［J］. Am J Hematol, 2018,93(7):902 - 912.

病例介绍

患者，男性，首次发病 59 岁。

右季肋部隐痛不适 1 年余，首诊在 2012 - 4 - 16。查体：颈部可触及数个肿大淋巴结，心、肺、腹查体未见明显阳性体征。

实验室检查：血清总蛋白 99.3 g/L，白蛋白 28.2 g/L，球蛋白 71.1 g/L；血清 IgG38 g/L、IgA7.56 g/L、IgM2.31 g/L；免疫固定电泳阴性；C 反应蛋白 26.9 mg/L、红细胞沉降率 92 mm/h；抗核抗体谱、血常规未见明显异常。

辅助检查：B 超示肝弥漫性病变；脾大，厚 42 mm，长径 131 mm；双侧颈部、腋下、腹股沟多发淋巴结肿大。骨髓细胞学检查示浆细胞比例增高，不除外反应性浆细胞增多症。

病理：行右锁骨上淋巴结活检，诊断为 Castleman 病（浆细胞型）。

💠 诊断及危险度分层

iMCD（浆细胞型，非重型）。

鉴别诊断要点

（1）该患者以淋巴结肿大、红细胞沉降率增快、C 反应蛋白增高、多克隆免疫球蛋白增高、骨髓浆细胞比例增高为主要临床特征,但 Castleman 病的临床表现缺乏特异性,因此诊断必须依赖淋巴结活检病理。同时 Castleman 病的病理的特征性不强,需依靠富有经验的病理医生认真进行鉴别诊断。患者的淋巴结病理结果经国内著名的病理学家高子芬教授会诊确诊为 Castleman 病（浆细胞型）。

（2）需要鉴别的疾病:

1）风湿免疫病:如 SLE、干燥综合征等,可出现淋巴结肿大、红细胞沉降率增快、多克隆免疫球蛋白增高等,但多以年轻女性多见,有发热、皮疹、关节肿痛、抗核抗体谱阳性。该患者无上述特征,且抗核抗体谱阴性,不支持此类疾病。

2）克隆性浆细胞疾病:该患者骨髓浆细胞比例增高,应注意排除克隆性浆细胞疾病。由于当时条件所限未行骨髓免疫分型,但患者免疫固定电泳阴性,无多发性骨髓瘤、骨硬化性骨髓瘤相关临床表现,淋巴结病理无限制性轻链表达,可排除克隆性浆细胞疾病所致淋巴结肿大。

3）血管免疫母细胞性 T 细胞淋巴瘤:属于全身系统性疾病,临床表现多样,如淋巴结肿大、肝/脾大、皮疹、贫血、多克隆性 γ 球蛋白血症等,而上述表现在 MCD 中均可出现。最终还需淋巴结病理及 T 细胞受体重排阳性等以助于进一步确诊。

治疗原则

在 2021 版《中国 Castleman 病诊断与治疗专家共识》发布

之前,因为 Castleman 病是一种少见病,在国内缺乏循证医学的研究证据,多数治疗经验来自个别病例的结果。由于 Castleman 病患者本身具有明显的个体差异,需要对文献中提出的不同方案进行尝试,方能找出针对不同患者的个体化治疗方法。随着对疾病发病机制的认识及药物的可及性,经过不断调整治疗方案,方可使患者最大程度地获益。常见治疗方案包括糖皮质激素治疗、传统化疗、免疫调节、利妥昔单抗、蛋白酶体抑制剂、司妥昔单抗等。

治疗过程

(1) 一线治疗

1) 2012‐5‐18 行 TAD 方案(沙利度胺 50 mg,第 1~14 天;吡柔比星 10 mg,第 1~4 天;地塞米松 20 mg,第 1~4 天,第 9~12 天)化疗。

2) 2 个疗程后复查血 IgG 下降,浅表淋巴结较前缩小。

3) 化疗后乏力较重,拒绝继续静脉化疗,间隔口服"苯丁酸氮芥(留可然)、醋酸泼尼松龙、沙利度胺"等,皮疹反复,自 2013‐6 停药。

病情变化:

1) 2015‐7‐9 因反复皮疹、腹部不适再次行左侧颈部淋巴结活检。病理:淋巴结内多发滤泡增生,生发中心缩小,中心外淋巴细胞多呈环心排列,帽状区较薄,滤泡间大量浆细胞片状浸润,考虑 Castleman 病(浆细胞型)。免疫组化结果:CD20(B 细胞+),CD79α(B 细胞+),CD3(T 细胞+),CD5(T 细胞+),CD10(−),Bcl‐6(部分+),Bcl‐2(部分+),Cyclin D1(−),CD21(FDC 网+),CD23(FDC 网+),CD38(浆细胞+),CD138

(浆细胞+),Ki-67(+15%)。患者不同意化疗,出院。门诊间隔应用沙利度胺等治疗。

2) 2018-1-25 患者因双下肢反复紫癜1月余,在皮肤科就诊,给予抗过敏、糖皮质激素治疗,治疗后皮肤紫癜减轻。但糖皮质激素减量后再次出现双下肢皮肤紫癜,且尿常规示尿蛋白(3+);尿、肾功能:α_1 微球蛋白 36.5 mg/L、尿微量白蛋白 3 650 mg/L、尿 IgG 1 190 mg/L;24 小时尿蛋白定量 6 706.7 mg,提示大量蛋白尿。于 2018-2-26 入住我院肾病科。

3) 2018-3-7 行右肾穿刺活检。免疫荧光检查:共查见 7 个肾小球,沿系膜区呈颗粒状分布:IgG(—),IgA 节段(3+),C3 节段(3+),F(—),IgM(—),Clq(—),κ 轻链(3+)。苏木精-伊红(HE)及特殊染色:共查见 44 个肾小球,2 个肾小球完全纤维化,3 个肾小球毛细血管祥局灶阶段性坏死、硬化伴球囊粘连,查见 2 个细胞-纤维性新月体形成,大小各一,肾小球系膜区节段轻度增殖,系膜细胞 3~5 个/增殖区,系膜基底节段轻度扩大,内皮细胞节段轻度增生,肾小球毛细血管壁增厚。Masson 染色显示内皮下及系膜区散在嗜复红蛋白沉积。约 10% 肾小管萎缩,小灶性肾小管扩张,上皮细胞坏死脱落,部分肾小管上皮细胞肿胀、颗粒及空泡变性,可见少量红细胞管型及蛋白管型,约 10% 肾间质水肿、纤维化,弥漫性淋巴细胞、单核细胞及中性粒细胞浸润,间质内小血管壁无增厚。病理示符合过敏性紫癜性肾炎(局灶节段坏死硬化伴系膜轻度增生及散在新月体形成)。

4) 应用环磷酰胺+泼尼松方案治疗,皮肤紫癜减少,但肌酐升高(190 μmol/L)。超声检查:双侧锁骨上、双侧颈部可见肿大淋巴结,最大约 17 mm×7 mm。2018-3-21 转入血液科检查及治疗。

（2）二线治疗：

1）2018-3-28 开始应用 PCD 方案（硼替佐米 1.3 mg/m^2，第 1 天、第 8 天＋环磷酰胺 0.6 g，第 1 天＋甲泼尼龙 20 mg，第 1～2 天、第 8～9 天），每 21 天为 1 个疗程，共完成 9 个疗程治疗。病情明显改善，未再出现皮肤紫癜，尿蛋白减少，24 小时尿蛋白定量 663 mg，肌酐下降至 135 μmol/L。

2）2018-10-31 开始 PD 方案（硼替佐米 1.3 mg/m^2，每半个月 1 次；泼尼松龙每日 30 mg）维持治疗。完成 5 次维持治疗。

3）2019-1-14—2021-6-1 开始伊沙佐米 4 mg，每周 1 次，共 3 周维持治疗。同时按肾内科会诊意见应用醋酸泼尼松龙片每日 10 mg、黄葵胶囊等药物维持治疗。2021-6-1 复查血常规：血红蛋白 113 g/L，血小板 207×10^9/L，C 反应蛋白 11.34 mg/L；血肌酐 117 μmol/L。尿常规：尿蛋白阴性，24 小时尿蛋白定量 260 mg。

病情变化：

1）2023-1 出现全身粟粒状红色丘疹，伴瘙痒，无发热。

2）2023-3-14 来院复诊，血常规：白细胞 6.93×10^9/L，血红蛋白 99.0 g/L，血小板 297×10^9/L，C 反应蛋白 67.34 mg/L；红细胞沉降率 129 mm/h。尿常规：尿蛋白（＋），0.3 g/L；尿潜血（3＋），红细胞 246.00/μL。24 小时尿蛋白定量 674 mg。血生化指标：总钙 2.06 mmol/L，磷 0.65 mmol/L，肌酐 130.1 μmol/L，白蛋白 29.1 g/L；IL-6 35.66 ng/L。血清 IgG 33.20 g/L（↑），IgA 6.87 g/L（↑），IgM 1.35 g/L，IgE 574.00 IU/mL。免疫固定电泳阴性。超声：脾大，厚 35 mm，长径 121 mm；双侧颈部、腋下可见多发肿大淋巴结，最大约

33 mm×12 mm,边界清,形态规则,可见结门。考虑疾病较前进展。

(3) 三线治疗:

1) 2023 - 3 - 23 给予司妥昔单抗 11 mg/kg(总量 900 mg)(首次 500 mg,第 1 天;400 mg,第 2 天)治疗。

2) 用药每 3 周 1 次,但患者依从性较差,有时间隔 7 周。已完成第 5 疗程的治疗。

【疗效评估】司妥昔单抗治疗前、疗程后的疗效评估见表14 - 1。

表 14 - 1 司妥昔单抗治疗前、疗程后的疗效评估

时　间	C反应蛋白 (mg/L)	血红蛋白 (g/L)	白蛋白 (g/L)	24 小时尿蛋白 (mg)	IgG (g/L)	肌酐 (μmol /L)	eGFR [mL/(min · 1.73 m²)]
治疗前 (2023 - 3 - 20)	67.34	88	29	674	33	139	47.6
第 1 疗程后 (2023 - 4 - 14)	16.65	110	39.1		15	120	52.5
第 2 疗程后 (2023 - 5 - 11)	14.22	106	40.0	396	16	128	48.5
第 3 疗程后 (2023 - 6 - 2)	5.53	116	42.2		15	128	28.5
第 4 疗程后 (2023 - 7 - 11)	9.67	113	41.6	432	15.9	140	43.5

讨论和思考

该患者病史较长,11 年前因右季肋部隐痛不适 1 年余就诊,检查发现多发淋巴结肿大、脾大、炎症指标明显增高、淋巴结

活检病理提示 Castleman 病（浆细胞型）。限于当时条件，未行 HHV-8 检查。11 年前基于对疾病的认知及药物的可及性，选用 TAD 方案治疗，病情一度缓解、稳定。3 年后患者病情出现反复，再次淋巴结活检仍诊断 Castleman 病（浆细胞型）。6 年后又出现双下肢皮肤紫癜、肾病综合征，虽然肾脏病理示过敏性紫癜性肾炎，但给予糖皮质激素、环磷酰胺等治疗病情无改善，且肌酐明显升高，考虑患者皮肤紫癜与 iMCD 伴发的高丙种球蛋白血症有关，其肾脏损害也可能与 iMCD 相关。由此病继发的肾脏损害文献似乎较少论及，但亦有报道指出：在 MCD 中，一过性或慢性肾功能不全的发生率约为 54%，蛋白尿伴或不伴血尿的发生率更高，达 80%～90%。一般而言，肾脏损害较多继发于浆细胞型 Castleman 病。鉴于患者为浆细胞型，调整为抗浆细胞治疗，即以硼替佐米为基础的 PCD 方案，病情明显改善，未再出现皮肤紫癜，尿蛋白减少，肾功能得以改善。9 个疗程治疗后曾尝试停药，4 周后复查尿蛋白及肌酐较前有升高趋势，随之先后应用硼替佐米及伊沙佐米维持治疗共计 30 个月。停止治疗后 18 个月患者病情再度进展。

2021-12-3 注射用司妥昔单抗在我国获批用于治疗 iMCD，彻底改变国内 iMCD 患者"无获批药可用"的治疗困境，为 iMCD 患者带来了希望。本例患者属于多线治疗后复发，应用司妥昔单抗治疗 1 个疗程各项炎性指标明显改善，达到部分缓解，目前完成 5 个疗程。用药期间患者耐受性好，无明显副作用，充分展示了该药起效快及安全性好的特点，说明即使对于多线复发难治的患者也可有效控制病情。

（威海市立医院　于　洁）

专家　点评

　　iMCD 存在异质性,一部分患者症状轻微,而另一部分患者则发展为威胁生命的细胞因子风暴、器官衰竭和死亡,提示存在不同亚型。iMCD 临床转归有 3 种:进行性致死、慢性迁延和恢复。本例患者属慢性迁延。iMCD 总体预后较差,文献报道的 5 年生存率仅为 51% ~ 77% 。浆细胞型预后不良,常因合并严重感染、肾衰竭和转为恶性肿瘤而死亡。本例患者 2012 - 4 首次发病,目前已 11 年余。在 2021 - 12 - 3 之前,我国 iMCD 的治疗仍处于无适应证内用药阶段。常见治疗方案包括糖皮质激素、传统化疗(含或不含利妥昔单抗)、免疫调节、利妥昔单抗、蛋白酶体抑制剂等。各种治疗方案均存在局限性,应针对不同患者给予个体化治疗。本例患者先后应用糖皮质激素、沙利度胺、化疗、蛋白酶体抑制剂、司妥昔单抗等治疗,病情均能得到有效控制。提示 Castleman 病的治疗不仅要立足当前,更需要长期管理,以期使患者长期获益,更多的治疗选择可为疾病的良好控制提供更多的可能。

(威海市立医院　王毅力)

主要参考文献

[1] 张之南,郝玉书,赵玉强,等. 血液病学[M]. 2 版. 北京:人民卫生出版社,2011.

[2] FRIZZERA G, PETERSON B A, BAYRD E D, et al. A systemic lymphoproliferative disorder with morphologic features of Castleman's disease: clinical findings and clinicopathological correlations in 15

patients〔J〕. J Clin Oncol, 1985,3(9):1202 - 1208.

〔3〕 PETERSON B A, FRIZZERA G. Multicentric Castleman's disease 〔J〕. Semin Oncol, 1993,20(6):636 - 647.

〔4〕 王国保,张训. Castleman 病的肾损害及其治疗〔J〕. 中华肾脏病杂志,1998,14(4):260 - 262.

病例介绍

　　患者，女性，49 岁。

　　2023 - 5，患者在无明显诱因下出现腹胀，伴上腹部不适、恶心、腹痛、腹泻。当地医院查血常规：红细胞 $4.24 \times 10^{12}/L$，血红蛋白 114 g/L，白细胞 $3.98 \times 10^9/L$，血小板 $90 \times 10^9/L$。入院后复查（2023 - 5 - 24）血常规：白细胞 $4.56 \times 10^9/L$，血红蛋白 76 g/L，血小板 $21 \times 10^9/L$。生化指标：β_2 微球蛋白 5.21 mg/L，总蛋白 56.0 g/L，白蛋白 22.7 g/L，碱性磷酸酶 414 U/L，γ 谷氨酰转移酶 211 U/L，总胆红素 34.9 μmol/L，直接胆红素 26.9 μmol/L，肌酐 104.0 μmol/L，内生肌酐清除率 51.7 mL/min，GFR 54.6 mL/(min·1.73 m^2)。血浆 D-二聚体 2.049 mg/L。凝血功能：纤维蛋白（原）降解产物 13.10 mg/L，凝血酶原时间 14.8 秒，纤维蛋白原 7.28 g/L。免疫（免疫球蛋白补体测定）检验报告：IgM 0.34 g/L。免疫（甲状腺功能 5 项）检验报告：血清游离 T_3 2.4 pmol/L，降钙素原 2.910 μg/L。抗人球蛋白试验：直接抗体（2＋），间接抗体（一）。冷凝

集试验、PNH 阴性,铁蛋白 451μg/L,血小板膜糖蛋白抗体检测、免疫固定电泳阴性。血尿游离轻链比值正常。ADAMTS13 活性 ELISA 法 31.99%(↓)。外周血涂片:未见破碎红细胞。血液病原体的二代测序(NGS)阴性。VEGF 检测、自身免疫性肝炎抗体谱、抗核抗体谱、抗核抗体测定、血管炎抗体谱、自身抗体 2 项、抗心磷脂抗体未见异常。骨髓涂片:骨髓增生活跃,巨核细胞 21 个/全片,产血小板型巨细胞 7 个,颗粒型巨细胞 13 个,浆细胞 1%。骨髓流式细胞术:未检测到异常浆细胞。上腹部 MRI 增强＋MRCP:①肝间质水肿,肝、脾体积增大,肝实质轻度炎性病变,请结合临床;②双侧肾周筋膜肿胀、双侧侧后腹壁软组织肿胀,请结合临床;③脾门部及腹膜后多发淋巴结稍增大;④双侧胸腔少量积液;⑤MRCP 未见明显异常。

　　入院后患者腹胀、腹痛进行性加重,血小板下降至 $10×10^9/L$ 以下,血红蛋白 50～60 g/L,间断发热,体温 38～39℃,双下肢水肿明显,每日尿量约 500 mL,间断利尿后,尿量维持在 1 000～1 500 mL。患者腹腔积液进行性增多,腹水明显,进一步 CT 静脉造影(图 15－1):①下腔静脉及 3 支肝静脉显示良好;脾静脉增粗迂曲;②腹主动脉下段及双侧髂总静脉、右侧髂内动脉动脉硬化;③肝淤血,肝间质水肿,脾大;④胃肠道壁水肿;⑤腹腔多发淋巴结显示,部分稍增大;⑥腹膜炎,腹腔少量积液;⑦双侧胸腔少量积液,双肺炎症。腹水检查:有核细胞 $121×10^6/L$,单核细胞占比 0.93;腹水生化指标:葡萄糖 18.32 mmol/L(参考范围 3.9～6.1 mmol/L),总蛋白 29 g/L(参考范围 0～25 g/L),

白蛋白 17.7 g/L（参考范围 0～10 g/L），球蛋白 11.3 g/L，乳酸脱氢酶 64 U/L（参考范围 120～250 U/L），腺苷脱氨酶 27 U/L（参考范围 4～24 U/L）。腹水流式细胞术检查：未发现异常浆细胞、淋巴细胞。腹水病原学检查：发现厌氧球菌、普氏厌氧菌。患者存在腹腔感染，先后予以头孢哌酮钠/舒巴坦钠、比阿培南、替加环素、莫西沙星、卡泊芬净、伏立康唑等抗感染，间断补充白蛋白，利尿，阿伐曲泊帕升血小板，低分子肝素抗凝等对症治疗。患者有抗人球蛋白直接抗体（2＋），考虑存在免疫继发因素，予以地塞米松 10 mg，每日 1 次免疫抑制。患者体温逐渐降至正常，腹痛稍缓解，但腹胀加重，腹腔积液增多，双下肢水肿，血象低下，白蛋白水平、肾功能等指标均无明显改善。患者病因不明，经抗感染治疗后，复查腹水病原菌转阴性。腹水脱落细胞学检查：极少许淋巴细胞。细胞因子：IL - 6 36.96 ng/L（参考范围 0～11.09 ng/L），IL - 10 6.45 ng/L（参考范围 0～4.5 ng/L），IL - 2、IL - 4、IL - 5、IL - 8、IL - 17、IL - 22、INF - γ、肿瘤坏死因子（TNF）- α、TNF - β 均处于正常范围。

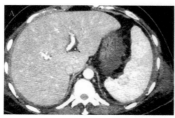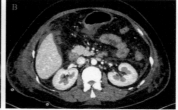

▲ 图 15 - 1　CT 静脉造影

全身 PET/CT(图 15-2)检查示:胃底部、脾门部、肠系膜、腹膜后多发小淋巴结,FDG 代谢轻度增高,考虑炎性或反应性增生可能,腹膜炎改变。胸腹部、盆部及双侧大腿皮下软组织肿胀,以腰骶部为重。多浆膜腔积液,以腹盆腔为主。

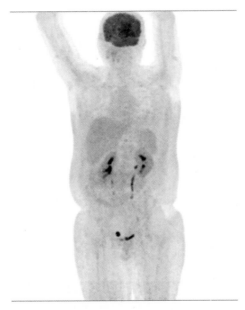

▲ 图 15-2 PET/CT

示胃底部、脾门部、肠系膜、腹膜后多发小淋巴结,FDG 代谢轻度增高,考虑炎性或反应性增生可能,腹膜炎改变。胸腹部、盆部及双侧大腿皮下软组织肿胀,以腰骶部为重。多浆膜腔积液,以腹盆腔为主。

患者因血小板低下,浅表淋巴结无肿大,再次复查骨髓涂片:①取材、制片及染色良好。②有核细胞增生程度:活跃。③粒系增生活跃，以中后期细胞为主，成熟延迟，部分细胞可见中毒颗粒。④红系增生明显活跃，以中晚幼红细胞为主，成熟红细胞大小不均。⑤巨核细胞33个/全片，以颗粒巨核细胞为主，血小板散在少见。⑥淋巴细胞占比0.14，形态尚可。⑦单核细胞占比0.05，稍活跃。⑧未见寄生虫及转移癌。骨髓增生活跃，粒系成熟延迟。骨髓活组织检查：送检骨髓伴出血，增生大致正常（约50%），粒红比减低，粒系各阶段细胞可见，以中幼及以下阶段细胞为主。红系各阶段细胞可见，以中晚幼红细胞为主。巨核细胞不少，以分叶核为主。淋巴细胞散在或簇状分布。网状纤维染色MF-0级，刚果红染色阴性，铁染色正常。结论：送检骨髓伴出血，增生大致正常，粒、红、巨三系细胞增生。外周血全外显子基因测序未发现与疾病相关突变。

入院查体：体温36.8℃，心率112次/分，呼吸频率21次/分，血压148/78 mmHg，ECOG评分为2～3分，心、肺查体无阳性体征。腹部轻度膨隆，肠鸣音活跃，腹肌稍紧张，全腹部压痛、反跳痛明显，移动性浊音阳性，双下肢凹陷性水肿。

既往史、个人史、家族史、生育史：无特殊。

诊断及危险度分层

患者血小板减少，多浆膜腔积液、重度水肿，肾功能不全，发热，肝、脾大，淋巴结肿大，碱性磷酸酶升高。PET/CT检查示胃底部、脾门部、肠系膜、腹膜后多发小淋巴结，FDG代谢轻度增高,考虑炎性或反应性增生可能。因患者血小板低下,深部淋巴结肿大,无法进行淋巴结活检,根据临床表现,排除恶性肿瘤、自身免疫病。根据最新诊断标准及根据《中国 Castleman 病诊断与治疗专家共识(2021 年版)》,临床诊断为 iMCD－TAFRO 综合征。患者 ECOG 评分为 2～3 分,重度水肿,多浆膜腔积液,贫血及肾功能损害,危险分层为"重型"。

◈ 鉴别诊断要点

本例患者以血小板减少伴贫血,多浆膜腔积液,重度水肿,肾功能下降,发热,肝、脾大,深部淋巴结肿大,碱性磷酸酶升高为主;HHV－8 阴性,患者无 HIV、结核、梅毒、EBV、CMV 感染,基本除外感染性疾病;患者血尿免疫固定电泳阴性,骨髓浆细胞阴性,VEGF 检测未见异常,无周围神经病、皮肤改变等,可除外骨硬化性骨髓瘤;患者抗核抗体谱、自身抗体谱等免疫指标阴性,排除自身免疫病。

◈ 治疗原则

TAFRO 是 Castleman 病的一种罕见亚型,治疗指南一线仍推荐 IL－6 单抗治疗。托珠单抗为 IL－6R 单抗,是在日本批准的可一线用于 iMCD 患者,但停药后复发率较高。司妥昔单抗是一种抗 Il－6 抗体,唯一通过 iMCD 的随机试验测试的药物,也是 FDA 唯一批准的 iMCD 一线治疗药物。对于重型 iMCD 患者,往往存在显著的器官功能不全,甚至出现细胞因子风暴,患者病死率高,需要更加积极的干预。推荐一线联合应用司妥昔单抗和大剂量糖皮质激素(如甲泼尼龙 500 mg/d,静脉用药 3～5 天);为了迅速起效,有时还需将起始司妥昔单抗调整为每周 1 次,若治疗有效,1 个月后调整为每 3 周 1 次。由于部分患者疾病进展迅速,前述治疗不一定及时起效(或治疗无效),建议密切评估病情变化,若发现初始治疗效果不佳,则及时(如 1 周)调整为其他二线治疗,如 R±CHOP 方案(利妥昔单抗±环磷酰胺+多柔比星+长春新碱+泼尼松)、BCD 方案(硼替佐米+环磷酰胺+地塞米松)、VDT - ACE - R 方案(硼替佐米+地塞米松+沙利度胺+多柔比星+环磷酰胺+依托泊苷+利妥昔单抗)等。

⊛ 治疗过程

【治疗方案】 于 2023 - 5 - 29 开始用地塞米松 10 mg,每日 1 次治疗,效果欠佳,糖皮质激素逐渐减量,后于 2023 - 6 - 21 加用沙利度胺、西罗莫司治疗;2023 - 6 - 28 予以托珠单抗 8 mg/kg;2023 - 7 - 8 司妥昔单抗 11 mg/kg 每 3 周 1 次(共使用 2 次),2023 - 7 - 11 开始联合硼替佐米 1.3 mg/m^2+地塞米松 20 mg(第 1、4、8、11 天用药),糖皮质激素逐渐减量。

【不良反应】 患者前期糖皮质激素治疗期间,继发高血糖;过度免疫抑制后继发腹腔和肺部感染,予以积极抗感染后症状缓解。

【疗效评估】

(1)症状评估:无发热,乏力减轻及体能状态好转,腹胀、腹痛、恶心、呕吐明显缓解,体重恢复,水肿消退。

(2)生化指标:化疗后患者血小板有所回升[为(20~30)×10^9/L],肝功能正常,白蛋白回升至 30 g/L 以上,腹水明显减少,血肌酐维持在 100 μmol/L 左右,每日出入量平衡(图 15 - 3)。

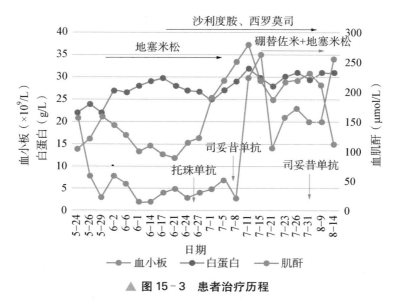

▲ **图 15-3　患者治疗历程**

于 2023-5-29 开始地塞米松治疗,后于 2023-6-21 加用沙利度胺、西罗莫司治疗,2023-6-28 予以托珠单抗;2023-7-8、2023-7-31 司妥昔单抗,2023-7-11 开始硼替佐米＋地塞米松(第 1、第 4、第 8、第 11 天用药)。

😊 讨论和思考

　　TAFRO 综合征是一种病因不明的全身炎症性疾病,其特征是血小板减少(T)、贫血(A)、发热(F)、网状骨髓纤维化(R)、肾功能不全和器官肿大(O;脾大和/或淋巴结肿大)。2015 年提出的 TAFRO 综合征诊断标准包括淋巴结中 MCD 的典型组织病理学特征;HHV-8 DNA 检测、LANA-1 免疫组化染色阴性;以及存在临床血小板减少、贫血和器官肿大。然而,在怀疑 TAFRO 综合征的患者中,淋巴结活检很难进行。因此,2019 年更新了 TAFRO 综合征的诊断标准,以淋巴结的组织病理学特征为一个次要标准,而不是必要的组织病理学标准。TAFRO 是一种罕见的综合征,通常不是由 IL-6 的过度产生引起的。TAFRO 综合征的实际发病机制尚不清楚,存在遗传背景基因突变介导自身炎症过程的假说,如近期报道分别在 2 例 TAFRO 综合征患者中发现了一个体细胞 $MEK2^{P128L}$ 突变和一个种系 $RUNX1^{G60C}$ 突变,表明 TAFRO 可能与携带 MEK 和 $RUNX1$ 突变的克隆性炎症性疾病具有相同的病理特征。本例患者的基因遗传背景中也发现有 $RUNX1$ 突变,以及 $SH2B3$ 突变,与骨髓恶性肿瘤、骨髓纤维化等增殖性肿瘤相关。对于 TAFRO 综合征治疗的指南推荐,一线仍推荐 IL-6 的单抗治疗。司妥昔单抗是一种抗 IL-6 抗体,是唯一通过 iMCD 的随机试验测试的药物,也是 FDA 唯一批准的 iMCD 治疗药物。在 79 例患者的登记研究中,司妥昔单抗组中 34% 的患者有持久的治疗效果。虽然 IL-6 水平高的患者有较高的应答率趋势,但一些低值或正常值的 iMCD 患者对司妥昔单抗有反应,而一些高值的患者,使用司妥昔单抗反应不佳。IL-6R 单抗(托珠单抗)在日本被批准可一线用于 iMCD 患者,但停药后疾病复发率较高。二线治疗用药还有利妥昔单抗、西罗莫司、来那度胺、沙利度胺、硼替佐米、环孢素等。本例患者前期采用糖皮质激素、西罗莫司、沙利度胺、托珠单抗治疗,反应不佳,现采用司妥昔单抗、硼替佐米等治疗后,相关临床症状及指标有所改善,目前仍在持续规律治疗中。

(重庆医科大学附属第二医院　张艳芳　张　颖　罗　云)

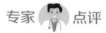

专家　点评

　　本案患者临床表现涉及多器官系统,表现为发热、腹水、肝/肾功能损害、血小板减少、贫血、肝/脾大,无单克隆免疫球蛋白、PET/CT、骨髓检查等排除了肿瘤,巨核细胞无减少,抗感染治疗效果不佳,根据临床表现综合诊断为 iMCD-TAFRO 亚型,使用司妥昔单抗联合其他免疫抑制剂取得了一定效果。本案患者唯一缺陷是缺乏病理检查结果,但患者一般情况不佳,血小板过低限制了病理活检,有待后期随访观察并完善病理资料。

(重庆医科大学附属第二医院　罗　云)

主要参考文献

[1] MASAKI Y, KAWABATA H, TAKAI K, et al. 2019 Updated diagnostic criteria and disease severity classification for TAFRO syndrome [J]. Int J Hematol, 2020, 111(1):155-158.

[2] KAWABATA H, TAKAI K, KOJIMA M, et al. Castleman-Kojima disease (TAFRO syndrome): a novel systemic inflammatory disease characterized by a constellation of symptoms, namely, thrombocytopenia, ascites (anasarca), microcytic anemia, myelofibrosis, renal dysfunction, and organomegaly: a status report and summary of Fukushima (6 June, 2012) and Nagoya meetings (22 September, 2012) [J]. J Clin Exp Hematop, 2013, 53(1): 57-61.

[3] IWAKI N, FAJGENBAUM D C, NABEL C S, et al. Clinicopathologic analysis of TAFRO syndrome demonstrates a distinct subtype of HHV-8-negative multicentric Castleman disease [J]. Am J Hematol, 2016, 91(2):220-226.

[4] WU Y-J, SU K-Y. Updates on the diagnosis and management of multicentric Castleman disease [J]. Tzu Chi Med J, 2021, 33(1): 22-28.

[5] YOSHIMI A, TRIPPETT T M, ZHANG N, et al. Genetic basis

for iMCD-TAFRO [J]. Oncogene, 2020,39(15):3218-3225.

[6] van RHEE F, WONG R S, MUNSHI N, et al. Siltuximab for multicentric Castleman's disease: a randomised, double-blind, placebo-controlled trial [J]. Lancet Oncol, 2014,15(9):966-974.

[7] DISPENZIERI A, FAJGENBAUM D C. Overview of Castleman disease [J]. Blood, 2020,135(16):1353-1364.

[8] CASPER C, CHATURVEDI S, MUNSHI N, et al. Analysis of inflammatory and anemia-related biomarkers in a randomized, double-blind, placebo-controlled study of siltuximab (anti-IL6 monoclonal antibody) in patients with multicentric castleman disease [J]. Clin Cancer Res, 2015,21(19):4294-4304.

[9] NISHIMOTO N, TERAO K, MIMA T, et al. Mechanisms and pathologic significances in increase in serum interleukin-6 (IL-6) and soluble IL-6 receptor after administration of an anti-IL-6 receptor antibody, tocilizumab, in patients with rheumatoid arthritis and Castleman disease [J]. Blood, 2008,112(10):3959-3964.

16 多重困扰如何破
——合并 ITP 及 IDA 的 Castleman 病经司妥昔单抗治疗的临床病例分享

病例介绍

患者,女性,33 岁。2020 - 6 因"全身多发淋巴结肿大 1 月余"入院。

2020 - 6 患者在无明显诱因下发现全身多发淋巴结肿大,主要分布在颈部、腋窝、腹股沟区,直径为 1～3 cm,无红肿、压痛、皮肤破溃,不易推动。伴有头晕、乏力。入院查血红蛋白 46 g/L,ANA 1∶100,IgG 49.70 g/L,血清蛋白电泳及免疫固定电泳仍未见 M 蛋白。右侧颈部淋巴结活检提示为 IgG4 - RD,不除外 Castleman 病(浆细胞型)。2 天后患者出现发热,体温最高达 38.5℃,伴呼吸困难,左侧颈部淋巴结肿痛,予以抗感染、糖皮质激素(泼尼松 40 mg)等对症支持治疗。

2020 - 11 患者自觉咳嗽、咳痰,双侧颈部肿胀感,行胸部 CT 检查,考虑为 Castleman 相关间质性肺炎,于 2020 - 11 - 23、2020 - 12 - 21、2021 - 1 - 30、2021 - 3 - 8 分别给予 CD20 单抗 600 mg 静脉输注。后长期予以泼尼松 15 mg,每日 1 次;沙利度胺 50 mg,每晚 1 次,口服治疗。于 2023 -

5-30、2023-6-22、2023-7-14、2023-8-14分别予司妥昔单抗500 mg治疗。

入院查体:颜面部、腹部、背部、双侧大腿均可见多处皮肤色素沉着,范围大小不一,右侧颈部可触及淋巴结(大小约1.0 cm×1.0 cm),其余全身浅表淋巴结未触及。

既往史:有结缔组织病、自身免疫性溶血性贫血、免疫性血小板减少症史。

辅助检查:

2020-6骨髓病理学:有少量骨皮质。造血组织与脂肪组织之比(1~1.5):1;粒红之比(5~6):1,以分叶粒细胞为主(MPO+);巨核细胞4~5个/HP;三系细胞形态未见明显异常。另见少数淋巴细胞及浆细胞散在分布。网状纤维染色(MF-0级)。

2020-6骨髓活检:送检的骨髓造血细胞增生活跃,三系均有。免疫表型检测示少数CD138(+)、CD38(+)、CD56(-)、IgG κ轻链(+)或IgG λ轻链(+)之浆细胞散在或簇状分布,占有核细胞10%~15%;IgG4(局灶区+,3~5个/HP)。

2020-6右侧颈部淋巴结切除活检病理:淋巴组织增生性病变,淋巴结结构大部分存在,滤泡部分萎缩,滤泡间区可见浆细胞弥漫浸润。免疫组化染色示:CD20(滤泡区+)、CD3(滤泡间区部分+)、CD5(滤泡间区部分+)、CD23(FDC+)、CD10(-)、CD21(FDC+)、Cyclin D1(-)、Ki-67阳性率10%~20%;浆细胞CD138(滤泡间区十)、IgG4 阳性之浆细胞 150～200 个/HPF。加做免疫组化:CD38(十)、Mum-1(十)、CD56(个别十)、κ 轻链(部分十)、λ 轻链(部分十)。原位杂交:$EBER$(一)。基因重排检测:IGH 基因重排检测在目标条带范围内查见克隆性扩增峰。淋巴组织流式细胞术:未检出确切淋巴细胞异常表达细胞群。结合组织学形态及免疫组化等结果,考虑为 IgG4-RD,鉴别诊断包括 Castleman 病(浆细胞型)。

2021-10:患者突发皮肤、黏膜瘀点及瘀斑,口腔黏膜血泡。血常规检查:白细胞 8.2×10^9/L,血红蛋白 114 g/L,血小板 3×10^9/L;骨髓检查:增生活跃;未见病态造血细胞;巨核细胞 68×10^9/L,成熟障碍。泼尼松 50 mg,每日 1 次;艾曲泊帕乙醇胺治疗后维持血小板($24 \sim 78$)$\times 10^9$/L。

2022-11:患者感活动后心累。血常规检查:白细胞 9.6×10^9/L,血红蛋白 68 g/L,血小板 45×10^9/L;铁蛋白 9.8 μg/L。予以多糖铁复合物补铁治疗后血红蛋白 $70 \sim 85$ g/L;铁蛋白 50 μg/L。

❀ 诊断及危险度分层

(1) MCD(浆细胞型)。

(2) 自身免疫性溶血性贫血(复发难治)。

(3) 未分化结缔组织病。

(4) 免疫性血小板减少症(immune thrombocytopenia, ITP)。

(5) 缺铁性贫血(iron deficiency anemia,IDA)。

☺ 鉴别诊断要点

需与淋巴结肿大相鉴别的疾病：

（1）结核性淋巴结炎：①患者青年女性，起病缓，病程长。②主要表现为头晕、乏力等贫血症状，后逐步出现颈部、腋窝、腹股沟区肿大淋巴结。③查体：右侧腋窝、右侧腹股沟区可触及数个肿大淋巴结（直径约 1.0 cm×1.0 cm），质韧，无压痛，活动度尚可。但患者无明显结核中毒症状，颈部淋巴结病理结果不支持。

（2）恶性肿瘤淋巴结转移：①患者青年女性，起病缓，病程长。②以贫血症状为主要表现。③查体：右侧腋窝、右侧腹股沟区可触及数个淋巴结（大小约 1.0 cm×1.0 cm），质韧，无压痛，活动度尚可。但该病常有原发病表现，且病理不支持。

（3）反应性淋巴结炎：①患者青年女性；②口腔、外阴感染常见，故反应性淋巴结炎亦常见，肿大淋巴结常疼痛明显。但患者为无痛性肿大淋巴结，术后病理结果不支持。

☺ 治疗原则

在 iMCD 治疗方案的选择过程中不应忽略患者疾病的严重程度，其评判标准包括 ECOG 评分、GFR、全身液体负荷、血红蛋白浓度、肺部累及情况，不同严重程度的患者推荐不同剂量的类固醇激素治疗，但无论患者疾病严重程度如何，均推荐抗 IL-6 抗体司妥昔单抗治疗，有持久的症状及肿瘤缓解作用。对于 IL-6 抗体无反应的非重型 iMCD 患者，可以尝试其他疗法，包括类固醇、利妥昔单抗、沙利度胺、来那度胺、硼替佐米、环孢霉素、西罗莫司、干扰素（IFN）等。利妥昔单抗被认为是具有轻度

iMCD 症状患者的替代一线选择和抗 IL‑6 抗体失败的二线选择。近一半患者使用皮质类固醇后症状改善,但长期使用高剂量皮质类固醇与显著的复发率相关。

✧ 治疗过程

治疗过程中相关指标监测见表 16‑1,图 16‑1～图 16‑5。

表 16‑1　治疗过程中相关指标监测

日期	监测指标								治疗	
	体温(℃)	IL‑6(ng/L)	铁蛋白(μg/L)	血小板(×10⁹/L)	血红蛋白(g/L)	白蛋白(g/L)	C反应蛋白(mg/L)	糖皮质激素	司妥昔单抗(mg)	抗感染
2023‑5‑25	36.6		121	24	97	26.4	129.29	甲泼尼龙		
2023‑5‑30	36.5			78	88	25.5	114.92	甲泼尼龙	500	
2023‑6‑2	36.6	>4 750.00		218	84	24.5	11.32	甲泼尼龙		
2023‑6‑18	36.5	>4 750.00		64	102	33.8	98.12	甲泼尼龙		头孢唑林
2023‑6‑22	36.4							甲泼尼龙	500	头孢唑林
2023‑6‑26	36.1	>4 750.00						甲泼尼龙		头孢唑林
2023‑7‑13	36.8	>4 750.00	66	208	105	33.3	118.24	甲泼尼龙		
2023‑7‑14	36.5							甲泼尼龙	500	
2023‑8‑7	36.4	>4 750.00		481	103	30.9	165.42	甲泼尼龙	500	

注:甲泼尼龙,每周一、三、五、七 8 mg,每日 1 次;每周二、四、六 12 mg,每日 1 次。

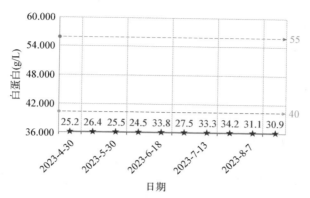

▲ 图 16-1 治疗过程中白蛋白变化情况

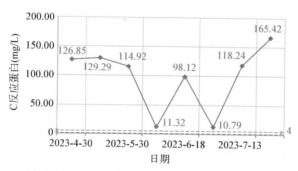

▲ 图 16-2 治疗过程中 C 反应蛋白变化情况

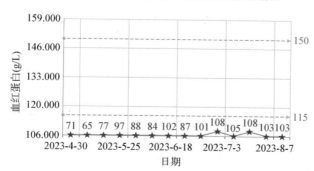

▲ 图 16-3 治疗过程中血红蛋白变化情况

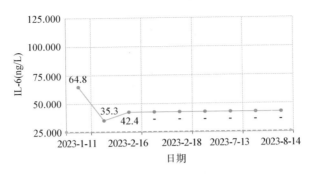

▲ 图 16-4　治疗过程中 IL-6 变化情况

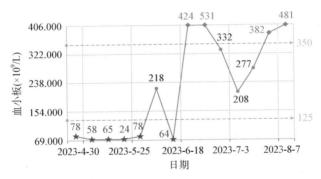

▲ 图 16-5　治疗过程中血小板变化情况

🌀 讨论和思考

　　MCD 是一种以疲劳、发热、盗汗、体重减轻等全身症状和多站淋巴结肿大为特征的淋巴组织增殖性疾病。实验室异常包括贫血、低白蛋白血症和急性期反应物升高。MCD 与免疫功能低下患者的 HHV-8 感染相关。在另外约 50% 的患者中，MCD 与 HHV-8 感染无关，这种疾病被称为 HHV-8 阴性或 iMCD。IL-6 在 iMCD 的发病机制中起核心作用，注射用司妥昔单抗是一种人-鼠嵌合单克隆抗体,可阻断人 IL-6 与 IL-6 受体相结合,对 IL-6 产生抑制作用,继而抑制细胞生长,控制疾病发展。

本例患者有一个特点:合并 ITP 与 IDA;予以艾曲泊帕乙醇胺,血小板有提升;IDA,补充铁剂,贮存铁上升不充分,分析相关可能原因,发现艾曲泊帕乙醇胺属于血小板生成素受体激动剂(TPO-RA),其药物结构有螯合铁的作用,在应用司妥昔单抗治疗后,患者血小板明显上升,且减停艾曲泊帕乙醇胺;观察到血红蛋白也升至 100 g/L 以上。基于此,司妥昔单抗的治疗作用呈系统性,即减轻炎症反应,改善患者的体能;提升血小板,减停艾曲泊帕乙醇胺,减少铁螯合的不良反应。

本例患者在使用司妥昔单抗前对患者进行评估,虽然存在急性炎症指标 C 反应蛋白的升高,但从血象、影像学、体征方面均未见急性感染指征,考虑 C 反应蛋白的升高与 MCD 相关,在经过司妥昔单抗联合小剂量糖皮质激素治疗后,患者急性炎症指标呈下降趋势,治疗有效。在患者行第 2 次司妥昔单抗治疗前,新冠病毒核酸阳性,行司妥昔单抗联合抗病毒颗粒治疗,患者病毒感染症状亦得到控制。

(成都市第七人民医院　章　莉)

专家　点评

本案患者是一名年轻女性,起病缓,病程长,合并自身免疫病等,通过淋巴结活检、细胞因子等检查,确诊为 Castleman 病。在确诊之初,通过抗感染治疗之后,用糖皮质激素加 CD20 单抗治疗,疾病虽得到控制,但患者自我感觉乏力明显,仍持续中度贫血和血小板减少,感染频发。后司妥昔单抗上市,经司妥昔单抗 500 mg,每 3 周 1 次的治疗后,患者血红蛋白逐渐好转,减停升血小板药物,患者自我感觉良好,减少了住院时间和频率,大大提高了患者的生活质量。

(四川大学华西医院　吴　俣)

主要参考文献

[1] VAN RHEE F, VOORHEES P, DISPENZIERI A, et al. International, evidence-based consensus treatment guidelines for idiopathic multicentric Castleman disease [J]. Blood, 2018, 132 (20):2115 - 2124.
[2] LIU A Y, NABEL C S, FINKELMAN B S, et al. Idiopathic multicentric Castleman's disease: a systematic literature review [J]. Lancet Haematol, 2016,3(4):e163 - e175.

17 全面改善，安心护航
——司妥昔单抗治疗浆细胞型多中心型 Castleman 病一例

患者，男性，64 岁。

2020 - 6 自感乏力症状明显，无头晕、头痛，无胸闷、气促，无腹痛、腹胀，无腰痛，无发热、畏寒等不适，就诊予我院门诊完善相关检查：白细胞 $12 \times 10^9/L$，血红蛋白 71 g/L，血小板 $383 \times 10^9/L$，C 反应蛋白 140.54 mg/L，总蛋白 95.5 g/L，白蛋白 25 g/L，球蛋白 70.5 g/L，白球比例 0.4，乳酸脱氢酶 87 U/L，肌酐 65 μmol/L，IgG 38.7 g/L，IgA 5.61 g/L，IgM 2.73 g/L。结合相关检查结果，考虑浆细胞疾病，建议住院完善骨髓活检等相关检查。后患者进一步就诊于复旦大学附属华东医院，完善相关检查。腹部＋后腹膜＋浅表淋巴节彩超：肝区回声略增粗，胆结石，脾大，两侧腋下、颈部、腹股沟多发肿大淋巴结，后腹膜未见肿大淋巴结。骨髓流式细胞术：骨髓早期髓细胞比例正常范围，骨髓中各群淋巴细胞比例及免疫表型未见明显异常，未见明显 CD15 阳性或 CD30 阳性淋巴细胞成群，浆细胞比例及免疫表型未见明显异常。淋巴结穿刺活检病理：Castleman 病（浆细胞型)。PET/CT:腮腺区、纵隔、腹股沟、颈部多发淋巴结肿大(图 17-1)。综上所述,诊断为 Castleman 病(浆细胞型)。2020-7—2021-3 于复旦大学附属华东医院行 CHOP+硼替佐米+西罗莫司方案(环磷酰胺 1.2 g,第 1 天+吡柔比星 80 mg,第 1 天+长春地辛 4 mg,第 1 天+甲泼尼龙 80 mg,第 1~5 天+硼替佐米 2.7 mg,第 1、8、15 天+西罗莫司 6 mg,第 3 天;2 mg,第 4~18 天,每周 1 次)治疗 8 次。2021-4 行腹部增强 CT、头颅 MRI、PET/CT(图 17-2)等相关检查提示病情好转,暂停化疗,血液科门诊随访。

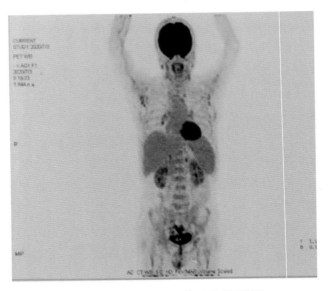

▲ 图 17-1　2020-7 治疗前 PET/CT

图片来源:复旦大学附属华东医院。

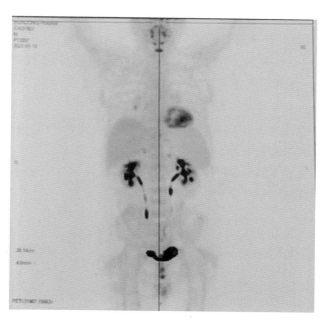

▲ 图 17 - 2　2021 - 4 一线治疗后 PET/CT

图片来源：复旦大学附属华东医院。

2023 - 2 患者自感颈部、腋下浅表淋巴结较前增大，于我院复查生化指标提示总蛋白、球蛋白进行性升高，白蛋白下降，考虑疾病进展，为继续治疗收治入院。入院后相关检查：白细胞 6.5×10^9/L，血红蛋白 79 g/L，血小板 343×10^9/L，C 反应蛋白 143.1 mg/L，总蛋白 118.0 g/L，白蛋白 27.3 g/L，球蛋白 90.7 g/L，血 β_2 微球蛋白 4.41 mg/L，IgG 66.80 g/L，IgA 10.30 g/L，κ 轻链 53.00 g/L，λ 轻链

27.60 g/L；乙型肝炎三系、血管内皮因子、血尿免疫固定电泳、抗核抗体系列、HCV‐Ab、HIV‐Ab、HHV‐8 DNA、CMV‐DNA、EBV‐DNA 等均为阴性。浅表淋巴结彩超：颈部、腋下、腹股沟多发淋巴结肿大，最大约 3.5 cm× 2 cm。未见多浆膜腔积液及肺间质病变。

入院查体：ECOG 评分为 1 分，颈部、腋下、腹股沟等浅表淋巴结可触及肿大，最大约 3 cm×2 cm，无压痛。

既往史、个人史、家族史：否认肝炎、结核等传染病史，余无特殊。

❂ 诊断及危险度分层

iMCD（浆细胞型，非重型）。

❂ 鉴别诊断要点

本例患者以贫血、淋巴结肿大、免疫球蛋白升高为突出临床表现，鉴别诊断包括结缔组织病、肾脏疾病及淋巴瘤、浆细胞肿瘤等血液系统肿瘤等。淋巴结活检是非常重要的诊断突破口。本例患者经完整淋巴结穿刺活检，病理符合 Castleman 病（浆细胞型）。根据《中国 Castleman 病诊断与治疗专家共识（2021 年版）》，对于淋巴结病理符合 Castleman 病患者，还需进一步除外其他基础疾病所致淋巴结"Castleman 样"改变的可能。

（1）患者无 HIV、结核、梅毒、EBV 及 CMV 感染，基本除外感染性疾病所致淋巴结"Castleman 样"改变可能。

（2）患者血/尿免疫固定电泳阴性，无典型骨硬化性骨髓瘤相关临床表现，如周围神经病、硬化性骨病、皮肤改变、浆膜腔积液、内分泌紊乱等，可除外该病。

（3）患者抗核抗体谱阴性，可基本除外 SLE 等可能引起淋巴结"Castleman 样"改变的自身免疫病。

除外前述潜在可引起淋巴结"Castleman 样"改变的基础疾病后，患者颈部、腋下、腹股沟多个淋巴结区域受累，HHV-8 阴性，存在贫血症状和高炎状态、脾大、免疫球蛋白明显升高，符合 iMCD 的诊断。同时，患者没有血小板减少、重度水肿/浆膜腔积液、骨髓纤维化、肾功能损伤等表现，不符合 iMCD-TAFRO 综合征的诊断标准，因此最终完整诊断为 iMCD-NOS。确诊为 iMCD 后，根据国内外共识指南，患者是否存在 ECOG 评分差、肌酐清除率显著下降（<30 mL/min）、重度水肿/浆膜腔积液、血红蛋白 M 80 g/L、肺部受累表现，将其分为"重型"及"非重型"。根据前述标准，本患者为"非重型"。

❂ 治疗原则

iMCD 的治疗主要依赖全身治疗。由于 iMCD 的治疗暂无标准方案，无论对于初治患者还是难治/复发患者，均推荐患者积极参与临床研究。对于非重型 iMCD 治疗领域唯一一项随机双盲对照研究在内的循证医学证据，推荐司妥昔单抗（IL-6 单抗）作为非重型 iMCD 患者的一线治疗方案。该项研究结果显示，对比其他一线治疗方案（TCP 方案和以利妥昔单抗为基础的方案），经司妥昔单抗（11 mg/kg，每 3 周 1 次）静脉给药，34% 的患者可获得肿瘤持续缓解。对一线治疗方案疗效不佳或疾病进展的患者可以考虑包括硼替佐米、西罗莫司、来那度胺等药物的单药或联合治疗。

根据上述证据,《中国 Castleman 病诊断与治疗专家共识(2021 年版)》,对于非重型 iMCD(如本例患者),基于上述循证医学证据,该患者的一线治疗,复旦大学附属华东医院选择 CHOP＋硼替佐米＋西罗莫司方案,并维持治疗 8 次,复查疾病缓解,暂停化疗,予门诊随访。随访 1 年余,患者再次出现淋巴结肿大、免疫球蛋白升高、C 反应蛋白升高、血红蛋白下降,综合评估考虑疾病进展。

结合患者治疗过程及上述专家共识推荐,该患者调整为司妥昔单抗维持二线治疗。

治疗过程

【治疗方案】2023-2-14 开始予"司妥昔单抗 11 mg/kg,每 3 周 1 次"维持治疗。目前继续司妥昔单抗(11 mg/kg,每 3 周 1 次)静脉输液治疗中。

【不良反应】未发生。

【疗效评估】用药 9 次。

(1)症状评估:无发热、乏力。

(2)生化指标:血红蛋白 119 g/L,球蛋白 43 g/L,IgG 20 g/L,超敏 C 反应蛋白 23 mg/L。

(3)淋巴结:6 个疗程时复查淋巴结彩超示最大淋巴结体积较前缩小约 2/3。

参照《中国 Castleman 病诊断与治疗专家共识(2021 年版)》的疗效评估标准,患者经司妥昔单抗治疗 9 个疗程(至今),已达症状完全缓解,生化指标、淋巴结部分缓解,提示治疗有效,目前继续司妥昔单抗治疗。

✿ 讨论和思考

在 2018 年，Rhee 等的有关 Castleman 病国际循证医学共识指南概述了 iMCD 的治疗建议，首次提出基于循证医学证据有关该病的治疗推荐。循证医学共识指南指出，对于初治的 iMCD 患者，推荐使用 IL-6 靶向治疗作为一线治疗的首选。而抗 IL-6 单克隆抗体司妥昔单抗，则是该指南针对 iMCD 治疗药物的唯一 Ⅰ 类证据推荐。在此研究基础上，2021 年我国 Castleman 病协作组编写了《中国 Castleman 病诊断与治疗专家共识(2021 年版)》，将司妥昔单抗作为初治 iMCD 的首选治疗推荐用药。

一项关于司妥昔单抗的临床研究显示，在 79 例患者的登记研究中，司妥昔单抗组中，34% 的患者有持久的症状和肿瘤应答，而安慰剂组没有。虽然 IL-6 水平高的患者对司妥昔单抗有较高的应答率趋势，但一些低值或正常值的 iMCD 患者对司妥昔单抗治疗同样也有反应。此外，也有一些 IL-6 高水平的患者对于司妥昔单抗的治疗没有反应。因此 IL-6 水平高在一定程度上不能作为司妥昔单抗治疗应答率的指标。在另一项研究中发现高免疫球蛋白、C 反应蛋白、低血红蛋白的患者最有可能对司妥昔单抗治疗有反应。与化疗相比，接受抗 IL-6 抗体单药治疗患者的淋巴结反应往往延迟，最可靠的测量方法是血红蛋白、红细胞沉降率、炎症指标、白蛋白、球蛋白、免疫球蛋白等生化指标和临床症状。治疗最常见的并发症是高脂血症、轻度血小板减少和皮肤瘙痒。

当然，对于 iMCD 患者，可以尝试许多治疗方法。一般治疗原则是，如果患者没有严重的进行性器官功能障碍，尽量避免细胞毒性化疗。例如糖皮质激素、硼替佐米、西罗莫司等针对部分 iMCD 患者也有一定疗效，但有效率低且疗效难以持续。就本例患者来看，患者一线选择 CHOP＋硼替佐米＋西罗莫司方案治疗后，症状短期内缓解但持续缓解时间较短。使用司妥昔单抗治疗后，临床症状恢复至发病前，生化指标明显改善，淋巴结缩小，司妥昔单抗应答率较好。就本例患者（iMCD－NOS，非重型）而言，在决定治疗时即考虑基于司妥昔单抗的治疗，很可能疾病可持续缓解。与其他治疗方案相比，司妥昔单抗具有起效快、疗效持续时间长、安全性好等优点。本例患者经过持续治疗，不仅达到了临床症状完全缓解，生化指标部分缓解，淋巴结也明显缩小，展现出持续时间长的特点。

基于司妥昔单抗的安全性特征，可用于长期维持治疗。因此，对于本例患者后续治疗而言，若能持续维持部分缓解及以上疗效，是适合司妥昔单抗长期维持治疗的。根据既往临床研究给药计划，若患者达到疾病良好控制后，也可以考虑将给药频次调整为每 6 周 1 次，以增加依从性和提升患者生活质量。疗效评估方面，目前推荐对 iMCD 进行包括症状、生化指标和影像学在内的综合评估。

（台州市中心医院　章小唱）

专家　点评

Castleman 病是一种临床罕见病，又称巨大淋巴结增生或血管滤泡性淋巴样增生。根据其病理形态可分为透明血管性、浆细胞型及混合型。根据淋巴结受累区域又可分为 UCD 和 MCD。虽然组织病理学检查是本病诊断的金标准。但在诊断本病时仍需要做一些鉴别诊断，如需除外感染性疾病(HIV 感染、梅毒、EBV 感染、结核等)、恶性克隆性疾病(淋巴瘤、骨硬化性骨髓瘤、浆细胞肿瘤等)以及自身免疫病。另外也需要对 HHV‑8 进行检测。若淋巴结免疫组化染色或外周血 HHV‑8 DNA 阳性者则诊断为 HHV‑8 阳性MCD,否则为 HHV‑8 阴性 MCD。

本例患者病理诊断提示浆细胞型 Castleman 病,根据受累部位及 HHV‑8 检测结果最终诊断为 HHV‑8 阴性的iMCD。初始治疗采用以细胞毒药物为基础联合蛋白酶体抑制剂和 mTOR 抑制剂的方案。这些药物均为 iMCD 的一线方案,尚无临床试验评估这些药物治疗 iMCD,相关疗效数据多限于病例报告和病例系列研究。细胞毒药物一般用于有器官衰竭证据或因 iMCD 导致体能状态不佳的患者。在两项研究中,约 50% HHV‑8 状态未知的 MCD 患者在接受四药联合化疗后获得了持久完全缓解,其化疗方案包括 CHOP 或CVAD(环磷酰胺、长春新碱、多柔比星和地塞米松)方案等。一项单中心单组 II 期研究显示,在使用 TCP 方案治疗的iMCD 患者中,有 48% 获得了持久的肿瘤和症状缓解。同样,在另一项用 BCD 方案作为 iMCD 一线治疗的 II 期单中心、单组研究中,大多数患者至少获得了部分淋巴结缓解和症状控制,距离下一次治疗的中位时间为 36 个月。病例报告表明,在 iMCD 患者和 HHV‑8 状态未知的 MCD 患者中,CHOP 方案的疗效不一,部分患者获得了持久缓解。该患者8 个疗程后 PET/CT 检查示完全缓解,提示这种组合确实有较好的疗效,并且持续缓解近 2 年。

靶向 IL‑6(司妥昔单抗)或 IL‑6 受体(托珠单抗)单抗可用于控制不伴骨硬化性骨髓瘤的 iMCD 患者的治疗。托珠单抗在日本获准用于治疗 iMCD，但在欧美没有获批。目前司妥昔单抗在我国已批准用于治疗 iMCD。该患者在使用司妥昔单抗治疗后贫血、免疫球蛋白、淋巴结大小都有明显改善，达到症状完全缓解、生化指标接近完全缓解、淋巴结部分缓解的疗效。然而司妥昔单抗停药后仍有部分患者的疾病会复发或进展。司妥昔单抗的最佳疗程、间隔期调整等问题目前尚不明确。Rhee 等的长期安全性扩展（long-term safety extension，LTSE）研究提示：根据研究者判断，实现部分缓解或完全缓解并维持超过 6 个月的患者，部分可转为每 6 周给药 1 次，如果随后怀疑有进展，则重新评估并恢复 3 周 1 次给药的频率。

（台州市中心医院　徐玲珑）

主要参考文献

［1］ VAN RHEE F, VOORHEES P, DISPENZIERI A, et al. International, evidence-based consensus treatment guidelines for idiopathic multicentric Castleman disease [J]. Blood, 2018,132(20):2115 - 2124.

［2］ VAN RHEE F, WONG R S, MUNSHI N, et al. Siltuximab for multicentric Castleman's disease: a randomised, double-blind, placebo-controlled trial [J]. Lancet Oncol, 2014,15(9):966 - 974.

［3］ CASPER C, CHATURVEDI S, MUNSHI N, et al. Analysis of inflammatory and anemia-related biomarkers in a randomized, double-blind, placebo-controlled study of siltuximab (anti-IL6 monoclonal antibody) in patients with multicentric Castleman disease [J]. Clin Cancer Res, 2015,21(19):4294 - 4304.

［4］ MORRA D E, PIERSON S K, SHILLING D, et al. Predictors of response to anti-IL6 monoclonal antibody therapy (siltuximab) in idiopathic multicentric Castleman disease: secondary analyses of phase II clinical trial data [J]. Br J Haematol, 2019, 184 (2): 232 - 241.

[5] DISPENZIERI A, FAJGENBAUM D C. Overview of Castleman disease [J]. Blood, 2020,135(16):1353 - 1364.

[6] VAN RHEE F, OKSENHENDLER E, SRKALOVIC G, et al. International evidence-based consensus diagnostic and treatment guidelines for unicentric Castleman disease [J]. Blood Adv, 2020,4 (23):6039 - 6050.

[7] IMEN B I, ZENAIDI H, ABDELWAHED Y, et al. Management of isolated retroperitoneal Castleman's disease: a case report. [J]. Int J Surg Case Rep, 2020,70:24 - 27.

[8] ZHANG L, ZHAO A-L, DUAN M-H, et al. Phase 2 study using oral thalidomide-cyclophosphamide-prednisone for idiopathic multicentric Castleman disease. [J]. Blood, 2019,133(16):1720 - 1728.

[9] ZHAO H, ZHANG M-Y, SHEN K-N, et al. A phase 2 prospective study of bortezomib, cyclophosphamide, and dexamethasone in patients with newly diagnosed iMCD [J]. Blood, 2023, 141 (21): 2654 - 2657.

[10] SEO H Y, KIM E B, KIM J W, et al. Complete remission in a patient with human herpes virus-8 negative multicentric Castleman disease using CHOP chemotherapy [J]. Cancer Res Treat, 2009,41 (2):104 - 107.

[11] PARK S H, SONG S J. Castleman's disease presenting with uveal effusion syndrome. [J]. Korean J Ophthalmol, 2010,24(3):182 - 185.

[12] VAN RHEE F, CASPER C, VOORHEES P M, et al. Long-term safety of siltuximab in patients with idiopathic multicentric Castleman disease: a prespecified, open-label, extension analysis of two trials [J]. Lancet Haematol, 2020,7(3):e209 - e217.

18 反复穿刺难确诊，蛛丝马迹寻"真凶"

——司妥昔单抗治疗透明血管型 iMCD 一例

 病例介绍

　　患者，女性，38 岁。

　　2020 - 11 患者无意中发现左侧下颌角处有一无痛性肿物，初为"鹌鹑蛋"大小，未诊治。至 2022 - 1 患者逐渐出现左侧颌下、左侧颈部、左侧锁骨上窝多发肿物，无疼痛，就诊大连某三甲医院，行左侧颈部淋巴结细针穿刺，病理倾向淋巴结反应性增生，未予特殊治疗。后上述肿物逐渐相互融合增大，大者接近"乒乓球"大小，2023 - 2 患者就诊大连另一家三甲医院，再次行左侧颈部淋巴结粗针穿刺，病理示：淋巴结结构异常，T 区增宽，伴小血管、组织细胞及淋巴细胞增生，可见增生的免疫母细胞样细胞。考虑诊断 T 区淋巴组织反应性增生伴部分区域非典型增生，嘱患者继续随诊观察。

　　2023 - 3 末患者因"颈部肿胀"加重就诊我院血液科，自述逐渐感乏力，无发热，无盗汗，无体重减轻。入院后检查：白细胞及分类正常，血红蛋白 137 g/L，血小板 $311×10^9$/L，尿蛋白及潜血阴性，血肌酐 43.8 μmol/L，白蛋白 52.2 g/L，球蛋白

37.0 g/L,C 反应蛋白 3.6 mg/L,红细胞沉降率 60 mm/h,铁蛋白 23.4 μg/L,IgG 17.3 g/L,余项免疫球蛋白定量正常,血/尿免疫固定电泳阴性,ANA、ENA 自身免疫抗体谱、血管炎抗体谱均阴性。HbsAg、HCV‑Ab、HIV‑Ab、HHV‑8 DNA、CMV‑DNA、EBV‑DNA 阴性,细胞因子未见异常(IL‑6 3.27 ng/L),外周血淋巴细胞亚群比例、绝对值均正常。

　　行左侧颈部淋巴结切除活检。病理:淋巴组织增生性病变,淋巴结结构异常,淋巴滤泡增生伴小血管、浆细胞增生。免疫组化染色:CD3(T 细胞+)、CD5(T 细胞+)、Bcl‑2(+)、CD20(B 细胞+)、CD79α(+)、Cyclin D1(−)、Bcl‑6(生发中心+)、CD10(生发中心+)、CD21(FDC 网+)、CD23(FDC 网+)、λ 轻链(浆细胞+)、κ 轻链(浆细胞+)、CD1α(−)、Ki‑67 10%。病理诊断 Castleman 病(透明血管型)。确诊后治疗前 PET/CT(图 18‑1)示:左侧腮腺区及双侧颈部、左侧锁骨上区多发肿大淋巴结影,较大者位于左侧 Ⅳ 区,大小约 2.1 cm×1.2 cm,其中 SUV$_{max}$为 10.8,未提示浆膜腔积液及肺间质病变。

　　入院查体:ECOG 评分为 0 分。左颌下可触多发肿大淋巴结,大者约 3 cm×3 cm,质地坚韧,活动度欠佳,似相互融合;左颈胸锁乳突肌前缘可触及多发肿大淋巴结,大者约 2 cm×3 cm,活动度欠佳;左侧锁骨上窝可触及约 4 cm×4 cm 肿大淋巴结,质地坚韧,边界清,活动度尚可。上述肿大淋巴结均与周围组织无明显粘连。余浅表部位未触及肿大淋巴结,肝、脾肋下未触及,余项体格检查未发现阳性体征。

既往史、个人史、家族史:否认肝炎、结核等传染病史,每月染发 1 次,持续近 10 年。入院前半年发现高危型 HPV16、HPV53、HPV58 感染,持续外用干扰素凝胶治疗。

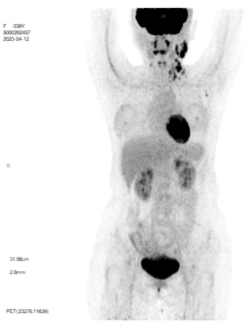

▲ 图 18-1   患者接受司妥昔单抗治疗前 PET/CT

示左侧腮腺区及双侧颈部、左侧锁骨上区多发肿大淋巴结。图片来源:大连大学附属中山医院 PET/CT 医学中心。

诊断及危险度分层

iMCD - NOS(透明血管型,非重型)。

鉴别诊断要点

本例患者以慢性进行性加重的多发淋巴结肿大、乏力、血炎症指标升高为临床表现,需警惕感染性疾病、结缔组织病、恶性淋巴瘤所致淋巴结肿大的可能。患者起病后先后经两次肿大淋巴结病理穿刺活检均未能确诊,最终经完整的淋巴结切除活检,病理符合 Castleman 病而得以明确诊断。提示本病属于罕见病,病理医生需对反复淋巴结穿刺仍确诊困难的患者提高本病的警惕性,同时提示完整淋巴结活检较组织穿刺更有助于诊断和鉴别诊断。

根据《中国 Castleman 病诊断与治疗专家共识(2021 年版)》,对于淋巴结病理符合 Castleman 病的患者,还需除外其他基础疾病继发淋巴结"Castleman 样"改变可能。

(1)患者无 HIV、结核、梅毒、EBV 及 CMV 感染,可除外上述感染性疾病所致淋巴结"Castleman 样"改变可能。

(2)患者系中年女性,需注意风湿免疫病继发淋巴结"Castleman 样"改变可能,检查提示 ANA、ENA 自身免疫抗体谱、血管炎抗体谱均阴性,可除外自身免疫病所致淋巴结"Castleman 样"改变可能。

(3)患者血/尿免疫固定电泳阴性,且无骨硬化性骨髓瘤常见临床表现,如多发周围神经病变、硬化性骨病、内分泌病变、皮肤改变、器官肿大、浆膜腔积液、红细胞增多或血小板增多等,可除外骨硬化性骨髓瘤。

患者虽存在多个淋巴结区域受累,且合并炎症状态,HHV - 8 阴性,但该患不存在发热、重度水肿、血小板减少、肝/脾大、骨髓纤维化,不符合 iMCD - TAFRO 综合征的诊断标准,故最终确诊为 iMCD - NOS。根据目前国内外指南及共识,该患者确诊时不合并存在 ECOG 评分差(≥2 分)、肌酐清除率显著下降(<30 mL/min)、重度水肿/浆膜腔积液、血红蛋白<80 g/L、肺部受累,本患者为"非重型"。

❂ 治疗原则

目前主流的观点认为,iMCD 以全身治疗为主,基于现有的国内外循证医学证据,建议以 IL - 6 为靶点的治疗为 iMCD 患者的一线治疗选择。根据《中国 Castleman 病诊断与治疗专家共识(2021 年版)》指南推荐,司妥昔单抗(IL - 6 单抗)为非重型 iMCD 患者初治的一线治疗方案用药。当前,司妥昔单抗也是我国唯一获批应用于 iMCD 治疗的药物。单纯糖皮质激素能够改善患者高炎相关症状,国内指南建议联合应用其他用药治疗 4~8 周后逐渐减量并停用,但不推荐单用糖皮质激素治疗 iMCD。其他一线治疗方案包括化疗联合免疫治疗,但因副作用大、停疗后疾病易再次活动,而不作为首选的一线治疗。以利妥昔单抗为基础的治疗暂缺乏前瞻性循证医学证据,但基于目前个案报道及回顾性研究的数据,亦推荐作为一线治疗方案疗效不佳或疾病进展时的换药选择。

❂ 治疗过程

患者司妥昔单抗先后采用 9 mg/kg、11 mg/kg,每 28 天 1 次,静脉滴注;泼尼松 0.5 mg/kg,口服,治疗中泼尼松逐渐减量至停药。

【不良反应】未发生。

【疗效评估】治疗 4 个疗程后。

（1）症状评估：无发热、无乏力，局部肿胀症状明显改善。

（2）生化指标：血红蛋白 126 g/L、白蛋白 43.5 g/L、肌酐 47.2 μmol/L、C 反应蛋白 0.1 mg/L、红细胞沉降率 5 mm/h、IgG 12.1 g/L。

（3）淋巴结：左颌下可触及多发肿大淋巴结，大者约 2 cm× 1.5 cm，质地柔软，活动度可；左颈胸锁乳突肌前缘可触及多发肿大淋巴结，大者约 1.5 cm×1.5 cm，活动度可；左侧锁骨上窝可触及约 2 cm×1.5 cm 肿大淋巴结，质地柔软。与治疗前相比肿大淋巴结明显缩小且变软，缩小 50% 以上。

（4）影像学检查：4 个疗程治疗后复查 PET/CT 示，左侧腮腺区、双侧颈部 Ⅱ 区、左侧颈部 Ⅲ～Ⅴ 区、左侧锁骨上区见多发肿大淋巴结影，较大者位于左侧颈部 Ⅳ 区，大小约 1.7 cm× 1.3 cm，SUV_{max} 3.2～11.9（前次：较大者大小约 2.1 cm× 1.2 cm，SUV_{max} 3.3～10.8）。影像学检查较前（对比本院 2023 - 4 - 12 PET/CT）大部分淋巴结体积减小，其中左侧腮腺区淋巴结代谢增高，余淋巴结代谢均减低，考虑 Castleman 病治疗后改变、活性尚存。

🔹 讨论和思考

近年来，无论是 2018 年 CDCN 发布的针对 iMCD 的治疗指南，还是我国 2021 年发布的 Castleman 病诊断与治疗专家共识，均推荐司妥昔单抗作为初治 iMCD 患者的首选治疗方案用药。目前的研究数据表明，司妥昔单抗较其他一线治疗策略具有起效更快(症状控制的中位时间为 0.8 个月,达到淋巴结疗效的中位时间为 4.1 个月)、远期疗效稳定(疾病长期控制率 97%)、不良反应相对可控(以感染及过敏性皮炎多见)的优势。本例患者,在用药 1 个月后红细胞沉降率下降至正常水平并持续稳定,乏力症状于治疗 2 个月后逐渐减轻。虽然该患者 4 个疗程治疗后 PET/CT 评估淋巴结代谢活性同前,但对比初诊时局部浅表淋巴结显著缩小、变软;我科评估患者淋巴结疗效及症状改善达部分缓解以上(基于 CDCN 2017 年版疗效评估标准)。患者无贫血,白蛋白不低,C 反应蛋白不高,但该患者病初红细胞沉降率升高、IgG 轻度升高,此二者经治疗后可持续稳定于正常水平,这些间接炎症指标的持续稳定,也能提示该患者体内潜在的细胞因子风暴这一 Castleman 病的重要始动因素被 IL-6 单抗的治疗所控制。

本例患者因经济原因致 IL-6 单抗用药剂量不足、用药间隔较指南推荐略延长,同时透明血管型 Castleman 病对 IL-6 单抗治疗早期反应亦欠敏感,可能都是疾病未能达到最佳疗效的潜在原因。国际 Castleman 病联盟针对 iMCD 患者群于 2020 年提出了 iMCD 国际预后指数(international prognostic index,IPI)评分,包括年龄＞40 岁、病理分型为浆细胞型 Castleman 病、肝/脾大、血红蛋白<80 g/L 和胸腔积液,该患者因 iMCD-IPI 评分为 0 分而被归于低危组。据报道低危组患者 5 年总体生存率(OS)＞97%。目前国内指南认为 iMCD 患者的治疗核心为控制高炎状态,而非淋巴结大小,故我们有理由相信该患者经过更长时间的维持治疗,有望取得更好的疗效。

(大连大学附属中山医院 戴恺毅)

专家 点评

本案患者起病 3 年,由病初单一病灶逐渐进展为多发病灶,显示惰性发病过程;肿大淋巴结病灶病理检查 3 次得以确诊,前 2 次为穿刺检查,末次为淋巴结活检,可见提高对罕见病的认识以及完整淋巴结活检对该病诊断的重要性,这对患者的诊断和治疗十分重要,如果患者在病初单一病灶时采取切除活检的方法,不仅可得到早期诊断,且可通过切除得到恰当的治疗,UCD 有根治的可能。

患者诊断时伴有 HPV 感染,如果采用糖皮质激素、CD20 单抗等治疗,会明显降低患者的抵抗力,大大影响 HPV 的治疗效果,还有糖皮质激素对代谢影响的其他副作用,由此可见司妥昔单抗治疗 iMCD 不仅疗效显著还有副作用较小的优势。

对本病诊断和治疗见解、认知还需在实践中不断积累和丰富,以期达到及时准确诊断,选择高效治疗方案,最终惠及患者。

(大连大学附属中山医院 方美云)

主要参考文献

[1] 中华医学会血液学分会淋巴细胞疾病学组,中国抗癌协会血液肿瘤专业委员会,中国 Castleman 病协作组. 中国 Castleman 病诊断与治疗专家共识(2021 年版)[J]. 中华血液学杂志,2021,42(7):529 - 534.

[2] VAN RHEE F, VOORHEES P, DISPENZIERI A, et al. International, evidence-based consensus treatment guidelines for

idiopathic multicentric Castleman disease ［J］. Blood, 2018, 132 (20):2115－2124.

［3］ VAN RHEE F, WONG R S, MUNSHI N, et al. Siltuximab for multicentric Castleman's disease: a randomised, double-blind, placebo-controlled trial ［J］. Lancet Oncol, 2014,15(9):966－974.

［4］ YU L, SHI M-H, CAI Q－Q, et al. A Novel predictive model for idiopathic multicentric Castleman disease: the international Castleman disease consortium study ［J］. Oncologist, 2020,25(11): 963－973.

CAR‐T 细胞治疗相关 CRS/CRES 及其他 IL‐6 升高
篇

IL-6作为靶点
在新领域的探索

  IL-6是由多种细胞产生并作用于多种细胞的一类细胞因子,是参与各种生理过程的促炎细胞因子,且IL-6在多种疾病中发挥重要作用,比如感染、自身免疫病、肿瘤等。因此以IL-6及其受体为治疗靶点的药物获得巨大成功,如司妥昔单抗,既是抗IL-6单克隆抗体(monoclonal antibody,McAb),又是一种有效的IL-6抑制剂,2021年在我国获批用于治疗Castleman病患者;托珠单抗,是针对IL-6R的人源化单克隆抗体,可与可溶性IL-6R和膜结合IL-6R结合,通过竞争性抑制IL-6与其受体的结合来阻断IL-6诱导的信号转导途径,用于治疗成人类风湿关节炎、全身性幼年特发性关节炎。由于IL-6在急性全身炎症反应中具有重要作用,因此在嵌合抗原受体(CAR)-T细胞治疗后炎症因子风暴期、新冠病毒重症感染时,均可采用抑制IL-6信号转导通路的方式控制疾病。本文主要立足于靶向IL-6的一些新的治疗领域进行综述。

  CAR-T细胞治疗是当前癌症,尤其是血液肿瘤领域的前沿治疗手段,如靶向CD19的CAR-T细胞治疗在复发难治性B细胞淋巴瘤的应用已得到广泛认可。然而,细胞因子释放综合征(CRS)、免疫效应细胞相关神经毒性综合征(immune effector cell-associated neurotoxicity syndrome,ICANS)等副作用仍是 CAR - T 细胞治疗推广的主要障碍之一。CRS 表现为与 CAR - T 细胞扩增相关的免疫系统过度激活以及血清细胞因子和炎性物质的增加。其按严重程度划分为 1~4 级,临床表现从初始的高热可迅速进展到缺氧、呼吸和心血管功能障碍,甚至短时间内引起死亡。目前,通常认为活化的 CAR - T 细胞或肿瘤细胞产生大量的 IFN - γ,并通过 IL - 6 经典信号转导通路刺激肿瘤环境中的巨噬细胞,从而引发炎症反应和细胞因子的大量释放,这一系列免疫反应经过级联放大最终导致 CRS,而在 CRS 高水平 IL - 6 背景下,IL - 6 通过反式信号转导通路发挥促炎作用,从而加重机体损伤。该过程中核心细胞因子包括 IL - 6、IL - 10 和 IFN - γ。在 CRS 发生时,IL - 6 及其下游效应物在临床症状的发展中发挥重要作用,其主要由活化的 T 细胞、血管中的内皮细胞和单核巨噬细胞产生。高水平的 IL - 6 可导致补体激活、血管渗漏、凝血级联反应,从而诱发弥散性血管内凝血(DIC)和心肌功能障碍。根据中国临床肿瘤学会(CSCO)2023 年公布 CAR - T 细胞治疗恶性血液病及免疫靶向治疗相关感染管理指南提示,如出现持续发热或难治性发热,即可予以托珠单抗治疗,其中托珠单抗低反应性患者也可通过二次给药或加用皮质类固醇来改善临床症状。其他靶向 IL - 6 药物,如司妥昔单抗在 CRS 中的应用也有所报道。托珠单抗作为 CRS 治疗一线用药,其血-脑屏障的低穿透性及给药后短暂诱发的 IL - 6 水平升高,使其在神经毒性预防方面疗效不佳,甚至可诱发高危患者 ICANS;有报道建议无其他心血管意外风险的 3~4 级 CRS 患者可以糖皮质激素作为首选用药。有研究发现,IL - 1 受体阻滞剂(如阿那白滞素)在小鼠模型中表现出较托珠单抗及糖皮质激素更突出的抗神经毒性和 CRS 效果,且对

CAR-T细胞扩增不产生明显影响。而司妥昔单抗因直接拮抗IL-6,不通过其受体发挥作用,因此不会引起IL-6的反馈性升高,对中枢的IL-6水平影响小,具有其独特优势,在本篇病例集锦中亦有采用司妥昔单抗控制CRS者,均取得不错的疗效。

2020年COVID-19引发世界范围的大流行,其在健康个体中可表现出轻至中度不等的流行性感冒样临床症状,但对于危重症者,高反应性的免疫反应及免疫失调可导致肺炎、急性呼吸窘迫综合征甚至多器官衰竭等呼吸道及全身的严重炎症反应。尽管奥密克戎毒株毒力已较前明显减弱,但对于肿瘤患者感染的重症率及病死率仍较健康人群明显增加。这在血液肿瘤和实体瘤之间也存在风险差异,尤其是淋巴细胞肿瘤和接受B细胞消耗疗法(如CD20抗体或CAR-T细胞治疗)的患者,其免疫反应明显受损、预后不良且疫苗作用效果不佳。新冠相关机制研究中,细胞因子的级联放大反应,即细胞因子风暴成为核心环节,皮质醇是其早期标准治疗方案之一。细胞因子既是预测疾病进展的临床标志物,也是治疗的关键靶点。一些研究表明,在重症患者体内IL-6、粒细胞-巨噬细胞集落刺激因子(GM-CSF)、IL-18、TNF和IFN等血清细胞因子水平升高,且IL-6的升高可能与病毒载量和疾病进展严重程度及预后不良有关。IL-6可能通过两个方面促进COVID-19中免疫反应的失调:①IL-6导致与穿孔素和颗粒酶下调相关的自然杀伤(NK)细胞和CD8$^+$T细胞功能障碍;②IL-6抑制调节性T细胞分化,引起部分CD4$^+$T细胞TH17样极化,从而导致不受控的过度炎症反应。阻断IL-6信号转导已在临床证实为改善患者疾病状态及预后的有效靶点,联用糖皮质激素可能增强其疗效。我国关于新冠病毒诊疗共识中已将拮抗 IL‐6 作为重症患者的标准治疗手段。

近年来,对于肿瘤微环境中非恶性细胞产生的 IL‐6 的研究也有所进展。有报道表明,前列腺癌相关成纤维细胞产生的 IL‐6 可能抑制化疗中多柔比星的肿瘤杀伤效用,在肺癌中也有类似报道。在血液肿瘤方面,细胞内 IL‐6 已被证明在不同类型淋巴瘤中诱导磷脂酰肌醇 3 激酶(PI3K)抑制剂耐药,另有研究表明,DKK1‐IL‐6/CAKP4 轴在硼替佐米治疗多发性骨髓瘤耐药中起重要作用。此外,IL‐6 可能通过增强免疫细胞程序性死亡受体配体 1(PD‐L1)表达,从而降低程序性死亡受体 1(PD‐1)抗体在血液病及实体瘤方面的疗效。

综上所述,靶向 IL‐6 相关措施在多个疾病领域发挥着重要作用,而新的领域进展不断涌现,未来可能在更多疾病中发挥治疗作用。

(华中科技大学同济医学院附属同济医院　周晓曦)

主要参考文献

[1] CHOHAN K L, SIEGLER E L, KENDERIAN S S. CAR-T cell therapy: the efficacy and toxicity balance [J]. Curr Hematol Malig Rep, 2023, 18(2):9‐18.

[2] SHIMABUKURO-VORNHAGEN A, GÖDEL P, SUBKLEWE M, et al. Cytokine release syndrome [J]. J Immunother Cancer, 2018, 6(1):56.

[3] SINGH N, HOFMANN T J, GERSHENSON Z, et al. Monocyte lineage-derived IL‐6 does not affect chimeric antigen receptor T-cell function [J]. Cytotherapy, 2017, 19(7):867‐880.

[4] HAO Z N, LI R Y, MENG L, et al. Macrophage, the potential key

mediator in CAR-T related CRS [J]. Exp Hematol Oncol, 2020, 9:15.

[5] NORELLI M, CAMISA B, BARBIERA G, et al. Monocyte-derived IL－1 and IL－6 are differentially required for cytokine-release syndrome and neurotoxicity due to CAR T cells [J]. Nat Med, 2018,24(6):739－748.

[6] ZHAO Q J, JIANG Y, XIANG S X, et al. Engineered TCR－T cell immunotherapy in anticancer precision medicine: pros and cons [J]. Front Immunol, 2021,12:658753.

[7] KISHIMOTO T, KANG S. IL－6 revisited: from rheumatoid arthritis to CAR－T cell therapy and COVID－19 [J]. Annu Rev Immunol, 2022,40:323－348.

[8] NORELLI M, CAMISA B, BARBIERA G, et al. Monocyte-derived IL－1 and IL－6 are differentially required for cytokine-release syndrome and neurotoxicity due to CAR－T cells [J]. Nat Med, 2018,24(6):739－748.

[9] Gong I Y, VIJENTHIRA A, POWIS M, et al. Association of COVID－19 vaccination with breakthrough infections and complications in patients with cancer [J]. JAMA Oncol, 2023,9(3):386－394.

[10] MEHTA P, MCAULEY D F, BROWN M, et al. COVID－19: consider cytokine storm syndromes and immunosuppression [J]. Lancet, 2020,395(10229):1033－1034.

[11] ZIZZO G, COHEN P L. Imperfect storm: is interleukin-33 the achilles heel of COVID－19? [J]. Lancet Rheumatol, 2020,2(12): e779－e790.

[12] ZIZZO G, TAMBURELLO A, CASTELNOVO L, et al. Immunotherapy of COVID－19: inside and beyond IL－6 signalling [J]. Front Immunol, 2022,13:795315.

[13] CHETEH E H, SARNE V, CEDER S, et al. Interleukin-6 derived from cancer-associated fibroblasts attenuates the p53 response to doxorubicin in prostate cancer cells [J]. Cell Death Discov, 2020,6: 42.

[14] KIM J H, KIM W S, PARK C. Interleukin-6 mediates resistance to

PI3K-pathway-targeted therapy in lymphoma [J]. BMC Cancer, 2019,19(1):936.

[15] LI X, WANG J, ZHU S, et al. DKK1 activates noncanonical NF - κB signaling via IL - 6-induced CKAP4 receptor in multiple myeloma [J]. Blood Adv, 2021,5(18):3656 - 3667.

[16] MACE T A, SHAKYA R, PITARRESI J R, et al. IL - 6 and PD - L1 antibody blockade combination therapy reduces tumour progression in murine models of pancreatic cancer [J]. Gut, 2018, 67 (2): 320 - 332.

19 司妥昔单抗一箭双雕
——CAR-T细胞治疗和
新冠病毒感染后炎症反应

 病例介绍

患者,男性,56岁。

2022-2因"颈部包块伴乏力和右侧腰背部疼痛2个月"入院。2022-4右侧颈部穿刺活检。病理:(右颈淋巴结)结合免疫组化:CD20(+)CD3(−),Bc1-6(+),Bc1-2(−),CD10(−),CyclinD1(−),Mum-1(+),CD21(FDC+),Ki-67(90%),CD79a(+),支持滤泡性淋巴瘤3级;淋巴瘤二代测序:*KMT2D*、*MYD88*、*TP53*、*MYG*、*PIM1*基因突变。PET/CT检查:右侧颈部、双侧锁骨区、纵隔区(Ⅱ~Ⅳ、Ⅷ区)、两肺门、胸骨右旁、右心膈角区、肝胃间、脾胃间、腹膜后及右髂血管旁多发FDG代谢异常增高灶,脾脏FDG代谢增高灶。骨髓穿刺活检:未见异常。

2022-5-11、2022-6-15、2022-7-12给予ZG-CDOP方案化疗,具体:西达本胺20mg,每周2次;奥妥珠单抗1g,当天;环磷酰胺1.2g,第1天;多柔比星脂质体50mg,第1天;长春新碱2mg,第1天;泼尼松50mg,每日2次,第1~5天。

3 个疗程化疗后行 PET/CT 评估为部分缓解。具体：淋巴瘤治疗后,右侧锁骨区增大淋巴结、右侧心膈角处增大淋巴结、脾门部位结节,FDG 代谢均增高,考虑淋巴瘤侵犯。

2022－8－3、2022－8－31、2022－9－27 继续给予 ZG－CDOP 方案化疗。

6 个疗程化疗后行 PET/CT 评估疾病进展(PD)。具体:原右侧锁骨区增大淋巴结、右侧心膈角处增大淋巴结、脾门部位多枚肿大淋巴结,大小较前相仿,FDG 代谢较前增高(Deauville 评分为 5 分);右侧膈脚旁、腹主动脉旁新出现多枚小淋巴结,FDG 代谢增高(Deauville 评分为 5 分)。

2022－12－18 行 B 超引导下心膈角淋巴结穿刺。病理:(右侧心膈角淋巴结穿刺)非霍奇金 B 细胞淋巴瘤(非生发中心表型)伴广泛凝固性坏死,弥漫性大 B 细胞淋巴瘤可能性大(镜下以坏死为主,仅见极少许变性固缩的肿瘤细胞,部分免疫染色难以判断或存在假阴性可能,无法明确分型,建议再取较多组织送检);免疫组化:肿瘤细胞 CD20(L26)(强＋,阳性对照＋),CD19(＋),C－myc(散在＋),Mum－1(散在＋),CD10(－),Bcl－6(－),Bcl－2(SP66)(－),CD35(－),CD5(－),Ki－67(LI:较高)。

⊛ 诊断及危险度分层

弥漫大 B 细胞淋巴瘤(滤泡淋巴瘤转化),疾病进展状态。

⊛ CAR－T 细胞治疗过程

(1) 2022－12－8 签署 CAR－T 细胞治疗知情同意书,行淋巴细胞采集。

（2）2022 - 12—2023 - 1 行桥接方案：奥妥珠单抗 1 g＋心膈角淋巴结局部放疗 10 次（20Gy）。

（3）2023 - 1 - 30 开始行 FC 方案预处理：氟达拉滨 50 mg，第 1～3 天；环磷酰胺 560 mg，第 1～3 天。

（4）2023 - 2 - 3 靶向 CD19 CAR - T 细胞回输：回输细胞量 $100×10^6$。

【不良反应监测及处理】不良反应监测及治疗见表 19 - 1。治疗过程中体温及 IL - 6 水平变化情况见图 19 - 1。

表 19 - 1　不良反应监测及治疗

日　　期	监 测 指 标					治　疗		
	体温（℃）	IL - 6（ng/L）	铁蛋白（μg/L）	CD19 CAR（拷贝数/μg）	新冠核酸	糖皮质激素	司妥昔单抗	抗感染
2022 - 2 - 3 d0	36.4				阴性			
2022 - 2 - 4 d1	38.5							美罗培南＋阿昔洛韦＋伏立康唑＋磺胺
2022 - 2 - 5 d2	39.5	28.81	573					加用利奈唑胺
2022 - 2 - 6 d3	40	88.44	891.7					
2022 - 2 - 7 d4	40	109.4	1523.6	6573	阳性	甲泼尼龙 40 mg	640 mg	奈玛特韦/利托那韦

（续表）

| 日　　期 | 监 测 指 标 | | | | | | 治 疗 | | |
	体温 （℃）	IL‑6 （ng/ L）	铁蛋白 （µg/L）	CD19 CAR （拷贝 数/µg）	新冠 核酸	糖皮质 激素	司妥昔 单抗	抗感染
2022‑2‑8 d5	38.3	134.4	1 350.9				640 mg	
2022‑2‑9 d6	38	43.19	1 257.5					
2022‑2‑10 d7	36.2	34.52	1 245.3	169 393	阳性			
2022‑2‑11 d8	37							
2022‑2‑12 d9	36.6							
2022‑2‑13 d10	37.1							
2022‑2‑14 d11	36.4				阴性			
2022‑2‑15 d12	36.3			73 574				
2022‑2‑16 d13	36.8							
2022‑2‑17 d14	36.4			18 113				

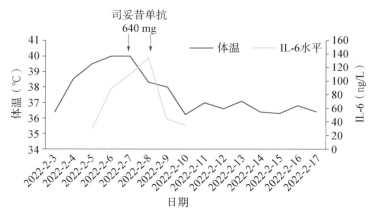

▲ 图 19‑1　治疗过程中体温及 IL‑6 水平变化情况

😊 讨论和思考

　　靶向CD19的CAR-T细胞治疗在复发难治性B细胞淋巴瘤/白血病中取得了令人惊叹的治疗效果,然而在应用CAR-T细胞治疗过程中存在很多不良反应,其中CRS是最常见的不良反应,严重者甚至危及生命。如何正确地识别CRS类型、评估CRS的严重程度、及时处理应对,在实践过程中非常考验临床医生。在CAR-T细胞治疗过程中,往往合并严重的感染,感染引起的发热和炎症因子反应与CRS非常类似,如何鉴别感染与CRS也是CAR-T细胞治疗过程中需要考虑的实际问题。

　　本病例在CAR-T细胞治疗第1天就开始出现发热,并伴有血压降低和IL-6、铁蛋白等炎症因子的升高,需要鉴别是CRS还是感染? 由于发热出现在CAR-T细胞回输的第1天,不符合常规CRS出现的时间(第3～7天),因此需要更为积极地排查感染的可能性,抽血培养、查外周血微生物NGS、查新冠病毒核酸,同时经验性地升级抗生素,但并未控制体温,治疗效果欠佳,患者仍有持续高热,炎症指标持续升高。过强的炎症反应,无论是感染还是CRS都可能引起重要器官的损伤,下一步需要考虑如何控制炎症反应。糖皮质激素是最常规也是最有效抑制炎症反应的方法,但在CAR-T细胞治疗过程中过早或过量应用糖皮质激素可能会影响CAR-T细胞治疗的效果,而注射用司妥昔单抗的使用,既可以改善CAR-T细胞治疗后炎症反应,也不会影响CAR-T细胞扩增,同时新冠病毒感染导致的重度炎症反应同样推荐使用司妥昔单抗治疗。因此在第4天发现患者新冠核酸阳性后,予以奈玛特韦/利托那韦进行抗病毒治疗同时加用司妥昔单抗和小剂量糖皮质激素治疗,一举两得,后续炎症指标及症状获得快速控制,且在第 10 天检测到的患者 CD19 靶点拷贝数,表明 CAR‐T 细胞扩增良好。

纵观整个治疗过程,我们获得了很多 CAR‐T 细胞治疗的体会:①如何快速鉴别 CRS 和感染?临床特征和流行病学特点、发热出现的时机、监测炎症因子的变化、及时抽血培养甚至微生物 NGS 都是极其重要的。值得注意的是,某些不常规感染容易被遗漏,如新冠病毒感染,在 CAR‐T 细胞治疗过程中需要全面地考虑这些因素。②如何控制 CRS 或感染引起的炎症反应?司妥昔单抗在控制 CAR‐T 细胞治疗炎症反应及新冠病毒引起的炎症反应均有很好的疗效,面对 CAR‐T 细胞治疗过程中合并新冠病毒感染,出现炎症反应患者,司妥昔单抗不失为一箭双雕的治疗选择。③糖皮质激素在 CAR‐T 细胞治疗后的应用并非绝对禁忌证,短暂地应用糖皮质激素控制炎症有时是非常必要的,但需要注意时机和用量。

(华中科技大学同济医学院附属同济医院　周晓曦)

专家　点评

本案是一例处理 CAR‐T 细胞治疗过程中合并新冠病毒感染不良反应非常成功的范例。该病例在快速识别 CAR‐T 细胞治疗后炎症反应的类型并准确控制炎症反应上都有很多可取的经验。该病例控制炎症因子风暴使用了司妥昔单抗,司妥昔单抗对于 CRS 和新冠病毒感染引起的炎症反应都被证实有非常好的治疗效果,该病例给了一个非常好的使用司妥昔单抗实践的参考。司妥昔单抗在 CAR‐T 细胞治疗过程中的应用,可有效地减少非必要的糖皮质激素应用或缩短糖皮质激素应用的时间,达到控制炎症的目的。

(中国医学科学院血液病医院　黄　亮)

主要参考文献

［1］中华人民共和国国家卫生健康委员会.新型冠状病毒感染诊疗方案(试行第十版)［J］.中华临床感染病杂志,2023,16(1):1-9.

［2］MONTAZERSAHEB S, HOSSEINIYAN KHATIBI S M, HEJAZI M S, et al. COVID - 19 infection: an overview on cytokine storm and related interventions ［J］. Virol J, 2022,19(1):92.

［3］FERREROS P, TRAPERO I. Interleukin inhibitors in cytokine release syndrome and neurotoxicity secondary to CAR - T therapy ［J］. Diseases, 2022,10(3):41.

［4］ZANZA C, ROMENSKAYA T, MANETTI A C, et al. Cytokine storm in COVID - 19: immunopathogenesis and therapy ［J］. Medicina (Kaunas), 2022,58(2):144.

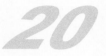

20 呼吸之变,鉴液识因
——恶性淋巴瘤 CD19 CAR-T 细胞
治疗后呼吸衰竭的鉴别诊断

 病例介绍

　　患者,男性,31 岁。

　　2021-6-2 因"无明显诱因出现乏力、面色苍白,伴心悸、胸闷",外院查血常规:白细胞 $64.99 \times 10^9/L$,血红蛋白 49 g/L,血小板 $11 \times 10^9/L$;骨髓涂片:增生明显活跃,幼稚淋巴细胞占比 0.875;骨髓流式细胞术:异常 B 细胞占比 0.869 8,表达 CD34、CD123、CD19、CD10、TDT、cCD79a、CD22,部分表达 HLA-DR,符合 Common B-ALL 表型;白血病 43 种融合基因:阴性;染色体:46,XY[4]。初步诊断:急性 B 细胞白血病。于 2021-6-15 予 VDCLP 方案诱导化疗,28 天复查骨髓涂片:幼稚淋巴细胞占比 0.01;流式细胞术:异常原始 B 细胞占比 0.038 4。于 2021-7-24 及 2021-8-31 给予 2 个疗程 CAML 方案化疗,多次复查骨髓涂片:原始淋巴细胞在占比 0.022～0.056;骨髓流式细胞术:异常原始 B 细胞占比 0.015 2～0.052 4。

　　2021-10-20 复查骨髓涂片:原始淋巴细胞占比 0.715;

骨髓流式细胞术:异常原始 B 细胞占比 0.643 9。接受大剂量甲氨蝶呤或甲氨蝶呤联合维奈克拉方案,仍未缓解。

❀ 诊断及危险度分层

(1) 难治急性 B 细胞白血病。

(2) 2 型糖尿病。

(3) 高血压。

❀ CD19 CAR - T 细胞治疗过程

(1) 2022 - 3 - 9 拟入组我中心 CD19 CAR - T 细胞治疗。血常规:白细胞 0.34×10^9/L,血红蛋白 88 g/L,血小板 13×10^9/L;骨髓涂片:原始淋巴细胞占比 0.90;骨髓流式细胞术:异常原始 B 细胞占比 0.958 0;胸部 CT:双肺未见明显炎症。

(2) 2022 - 3 - 10 日签署知情同意书,单采外周血单个核细胞制备人源化 CD19 CAR - T 细胞。

(3) 2022 - 3 - 11—2022 - 3 - 15 接受氟达拉滨 50 mg,第 1～5 天;阿糖胞苷 1 000 mg,第 1～5 天,减轻肿瘤负荷。

(4) 2022 - 3 - 21 回输 CD19 CAR - T 细胞 2×10^6/kg。

【不良反应监测与处理】输注后第 1 天开始发热,体温波动于 38.5～40.1℃,对症退热治疗,持续到第 8 天后体温逐渐稳定。治疗过程中监测铁蛋白及细胞因子水平;预防真菌感染(口服伏立康唑)及预防病毒感染(口服阿昔洛韦)。治疗过程顺利。第 10 天流式细胞术检测 CD19 CAR - T 细胞达峰值:$CD3^+$ $CD19 CAR^+$ 细胞为 38.2%;第 10 天细胞因子 IL - 6 达峰值为

12 996.94 ng/L,细胞因子水平变化见图 20－1。评价 CRS 为 2 级,ICANS 为 0 级。予以托珠单抗 240 mg 治疗,复查血 IL－6 值为 629.9 ng/L,病情稳定。

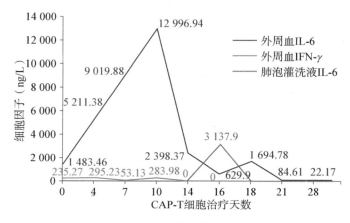

▲ 图 20－1 外周血及肺泡灌洗液细胞因子表达

CAR－T 细胞治疗第 12 天凌晨,患者突发喘憋、咳嗽,血氧饱和度 88%～92%,不伴发热。第 12 天胸部 CT 检查示双肺间质性炎症(图 20－2B);第 12 天电子支气管镜:气道炎症;肺泡灌洗液 IL－6 3 137.90 ng/L;肺泡灌洗液 CD3$^+$CD19 CAR$^+$细胞为 5.1%;气管镜下活检病理回报:肺泡腔内见大量纤维素渗出伴轻微机化,肺间质内少许炎症细胞浸润伴 Ⅱ 型肺泡细胞增生,符合间质性肺炎,结合临床考虑药物所致;肺泡灌洗液 NGS:未检出明确致病菌及病毒。患者 CRS 为 2 级,外周血 IL－6 峰值时间在治疗第 10 天,呼吸道症状出现在第 12 天,结合气管镜检查结果及肺泡灌洗液 IL－6 表达水平增高,考虑为免疫相关性肺炎。予甲泼尼龙 40 mg/d、预防真菌及病毒感染、

对症支持治疗等。第 14 天患者喘憋、咳嗽缓解，血氧饱和度达
98％以上。结合肺泡灌洗液 NGS 阴性结果，明确诊断为免疫相
关性肺炎，排除合并感染。考虑呼吸道症状缓解，停用糖皮质激
素治疗，继续观察。CAR－T 细胞治疗第 21 天及第 28 天复查
胸 CT 示双肺间质性炎症逐渐吸收好转（图 20－2C、D）。

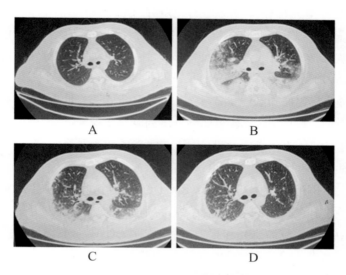

▲ 图 20－2　CAR－T 细胞治疗前后胸部 CT
A. CAR-T 细胞治疗治疗前；B. CAR-T 细胞治疗后第 12 天；
C. CAR-T 细胞治疗后第 21 天；D. CAR-T 细胞治疗后第 28 天

　　CAR－T 细胞治疗第 14 天，血常规：白细胞 $5.56×10^9$/L，
血红蛋白 133 g/L，血小板 $154×10^9$/L；复查骨髓涂片：增生活
跃（＋），急性淋巴细胞白血病治疗后骨髓象；流式细胞术：原始
淋巴细胞占比 0。患者出院待接受异基因造血干细胞移植
治疗。

⊛ 讨论和思考

靠向 CD19 的 CAR‐T 细胞疗法在复发/难治 B 细胞恶性血液肿瘤的临床前研究和/或临床试验中取得了可喜的结果,然而在多达 1/3 的患者中,强大的免疫效应在杀伤肿瘤细胞同时表现出相关毒性。最常见的免疫介导毒性是 CRS 和 ICANS。CRS 通常以发热症状开始,表现出全身性炎症反应的特征,包括低血压、缺氧和/或器官功能障碍。全身性炎症反应与外周血中细胞因子水平升高和 CAR‐T 细胞扩增相关,导致多个组织和器官的内皮损伤和血管渗漏,其相关影响包括缺氧、低血压和/或器官损伤。器官功能障碍可能继发于低血压或缺氧,但可能由细胞因子释放的直接作用引起。CRS 患者的主要器官系统功能障碍,包括心、肺、肝、肾和胃肠道系统。

本例患者接受 CD19 CAR‐T 细胞治疗过程中发生的免疫相关性肺炎,在肿瘤免疫治疗中,特别是免疫检查点抑制剂的应用中已有详细的研究和报道,而在 CD19 CAR‐T 细胞治疗中报道尚少。目前对免疫相关性肺炎机制的了解非常少,细胞因子高水平表达是可能的机制之一,特别是 IL‐6 的高表达,有可能在免疫相关性肺炎中发挥重要作用。CRS 导致的肺部并发症多发生在 CAR‐T 细胞输注后 10 天内,本例患者 CAR‐T 细胞治疗第 12 天出现喘憋、咳嗽,血氧饱和度下降。严重的免疫损伤,免疫相关性肺炎可能危及生命,需要与肺部感染性疾病相鉴别。本例患者的支气管镜检查和支气管肺泡灌洗液检查感染性指标均为阴性,在支气管肺泡灌洗液中检测到 CD19 CAR‐T 细胞的表达,因此排除了感染性病因和急性白血病肺浸润,诊断为 CAR‐T 细胞治疗后免疫治疗相关性间质性肺炎。糖皮质激素治疗是 CRS 的治疗选择,也是免疫相关性肺炎的常用药物。本例患者接受糖皮质激素治疗后症状明显缓解。

(南开大学医学院天津市第一中心医院　蒋怡丽)

专家　点评

本案是一例难治性急性 B 细胞白血病接受 CD19 CAR - T 细胞治疗中发生治疗相关副作用——免疫相关性肺炎得到及时诊断及治疗的患者。患者在 CAR - T 细胞治疗第 12 天出现呼吸道症状,特别是血氧饱和度下降,此时需要鉴别感染性疾病及 CAR - T 细胞治疗中继发的免疫相关性肺炎。胸部 CT 及电子支气管镜检查非常重要,特别是肺泡灌洗液 CAR - T 细胞的表达及 NGS 检测,对于感染性疾病及免疫相关性肺炎的鉴别至关重要。另外,欧洲肿瘤医学学会和癌症免疫治疗学会的免疫相关性肺炎指南,建议静脉注射中加大剂量糖皮质激素甚至免疫抑制剂。本例患者在治疗免疫相关性肺炎中,应酌情使用糖皮质激素,避免影响 CAR - T 细胞的疗效。

(南开大学医学院天津市第一中心医院　邓　琦)

主要参考文献

[1] SANTOMASSO B D, NASTOUPIL L J, ADKINS S, et al. Management of immune-related adverse events in patients treated with chimeric antigen receptor T-cell therapy: ASCO guideline [J]. J Clin Oncol, 2021, 39(35):3978 – 3992.

[2] HAANEN J, OBEID M, SPAIN L, et al. Management of toxicities from immunotherapy: ESMO clinical practice guideline for

diagnosis, treatment and follow-up [J]. Ann Oncol, 2022,33(12): 1217 - 1238.

[3] FERREROS P, TRAPERO I. Interleukin inhibitors in cytokine release syndrome and neurotoxicity secondary to CAR - T therapy [J]. Diseases, 2022,10(3):41.

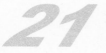

21 另辟蹊径，突破困局
——司妥昔单抗治疗老年淋巴瘤患者
重症新冠肺炎一例

 病例介绍

患者，女性，73 岁。

2016 年患者因发热就诊，血常规：白细胞 $1.9×10^9$/L，血红蛋白 67 g/L，血小板 $54×10^9$/L，转血液科住院。B超：脾大（厚度 6.5 cm），未见明显淋巴结肿大，骨髓常规：见异常淋巴细胞 10%。骨髓流式细胞术：克隆性 B 细胞 14.76%。骨髓活检：小 B 细胞淋巴瘤。2016 - 8 开始给予利妥昔单抗 375 mg/m^2（每周 1 次，共 4 次），血常规基本恢复正常，停止治疗。2022 - 2 再次出现血三系下降，血常规：白细胞 $1.7×10^9$/L，血红蛋白 102 g/L，血小板 $46×10^9$/L。骨髓常规：可见 2% 幼淋样细胞。PET/CT：脾大伴 FDG 轻度增高，骨髓弥漫性 FDG 代谢轻度增高，左侧锁骨区、双侧肺门和纵隔、肝门部多发小淋巴结显示，FDG 代谢轻度增高。临床考虑疾病复发，予奥布替尼 150 mg，每日 1 次，口服。血常规进一步下降，2022 - 7 复查白细胞 $1.9×10^9$/L，血红蛋白 67 g/L，血小板 $26×10^9$/L，并且出现低热（37.8～38.2℃）。2022 - 7 - 28 复查骨髓常规可见一类形态异常的淋巴细胞，约占 3%，该细胞体积小至中等，胞质少,核染色质疏松,考虑淋巴瘤细胞。流式细胞术检测到异常细胞:CD45 高表达,侧向散射光(SSC)小、前向散射光(FSC)小的细胞群占 4.34%。主要表达 CD19、CD22、DR、CD24、IGM,限制性表达 κ 轻链,考虑 CD5－CD10－B细胞淋巴瘤。行左侧锁骨上淋巴结穿刺活检,病理报告符合边缘区 B 细胞淋巴瘤。

2022－8－6、2022－8－27、2022－10－12、2022－11－18 分别给予 BR 方案(利妥昔单抗 600 mg,第 1 天＋苯达莫司汀 100 mg,第 2～3 天)治疗。复查骨髓常规未见形态明显异常的有核细胞,流式细胞术提示残留肿瘤细胞＜0.01%;B 超和胸腹部 CT 检查均未见异常肿大淋巴结,综合判定为完全缓解。停止治疗。

2022－12－30 患者出现发热伴咳嗽,自服退热药,但效果不理想,体温反复上升,最高达 39℃,并出现气急感。2023－1－6 由急诊室收住入科。查体:体温 39.6℃,心率122 次/分,血压 122/65 mmHg,经皮血氧饱和度 90%～93%(不吸氧);神志清,精神尚可,皮肤及巩膜无黄染,全身皮肤、黏膜多发红色皮疹,无脱屑样改变,无脓点,浅表未及明显肿大淋巴结;胸骨无压痛,气管居中,两肺可闻及湿啰音;心律齐,心率 122 次/分,各瓣膜区未及病理性杂音;腹平软,无压痛及反跳痛,未及明显肿块,肝、脾肋下未及,肠鸣音 4 次/分,移动性浊音(一);双下肢无明显水肿,肾病综合征(nephrotic syndrome, NS)(一)。入院化验:血常规,白细胞 3.8×10^9/L,中细粒细胞 2.7×10^9/L,淋巴细胞 0.7×10^9/L,血红蛋白 88 g/L,血小板 42×10^9/L,超敏 C 反应蛋白 228.8 mg/L。血液检测(动脉血):乳酸 2.0 mmol/L,pH 值 7.471,二氧化碳分压 31 mmHg,氧分压 72 mmHg。凝血功能:部分凝血活酶时间 32.5 秒,纤维蛋白原 6.38 g/L,D - 二聚体 2.8 mg/L,铁蛋白 1150 μg/L,IL - 2 2 364 U/L,IL - 6 114.1 ng/L,IFN - γ 23.8 ng/L,淋巴细胞亚群 T 细胞(CD3$^+$)97.3%,CD4 细胞 18.3%,CD8 细胞 74.1%,CD4/CD8 0.25,NK 细胞(CD16$^+$/56$^+$)1.3%,B 细胞(CD19$^+$)0.1%。新冠病毒 RNA 检测:新冠病毒核酸检测阳性,N 基因 Ct 值 21,ORF 基因 Ct 值 23。急诊生化指标:钾 3.25 mmol/L,钠 136.7 mmol/L,磷酸肌酸激酶(CK) 14 U/L;降钙素原 0.075 μg/L,NT - proBNP 351 ng/L。2023 - 1 - 7 胸部 CT(图 21 - 1):两肺胸膜下多发渗出,考虑病毒性肺炎可能。入院给予莫西沙星 0.4 g,每日 1 次,静脉滴注;甲泼尼龙 40 mg,每日 1 次,静脉滴注;奈玛特韦/利托那韦口服抗病毒。患者发热、咳嗽、气急改善不明显。2023 - 1 - 11 复查胸部 CT(图 21 - 2):两肺胸膜下多发渗出,较 2023 - 1 - 7 进展。给予甲泼尼龙 40 mg,每 12 小时 1 次;静脉丙种球蛋白 15 g,每日 1 次,共 3 天。患者气急加重,需储氧面罩吸氧,血小板进一步下降到 18×10^9/L;复查新冠病毒核酸检测,N 基因 Ct 值 23,ORF 基因 Ct 值 26。2023 - 1 - 13 给予司妥昔单抗 400 mg,静脉滴注 1 次。用药后第 2 天体温正常,气急改善,其后糖皮质激素开始减量。检测肝、肾功能均正常。2023 - 1 - 18 复查新冠病毒核酸,N 基因 Ct 值 34,ORF 基因 Ct 值 38,铁蛋白降至 853 μg/L,复查细胞因子 IL - 2 766 U/L,IL - 6

12.49 ng/L，IFN-γ 1.24 ng/L。2023-1-19 复查胸部 CT(图 21-3)，示肺炎好转。2023-1-22 出院带药：泼尼松，每日 1 次，每次 2 片，口服。

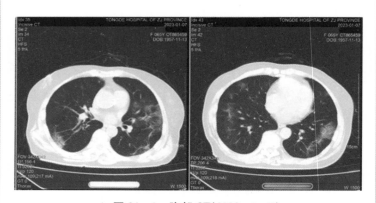

▲ 图 21-1　胸部 CT(2023-1-7)

示两肺胸膜下多发渗出，考虑病毒性肺炎可能。

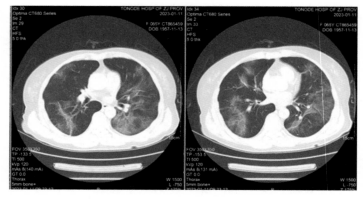

▲ 图 21-2　胸部 CT(2023-1-11)

示两肺胸膜下多发渗出，较 2023-1-7 进展。

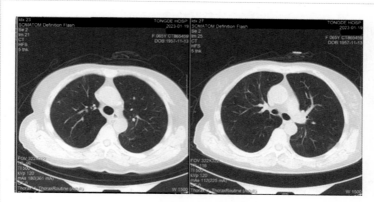

▲ 图 21 - 3　胸部 CT(2023 - 1 - 19)

示肺炎好转。

🌒 讨论和思考

重型新冠病毒性肺炎的治疗在基本氧疗基础上，抗病毒治疗主要是奈玛特韦/利托那韦、阿兹夫定、莫诺拉韦 3 种药；免疫治疗是糖皮质激素、托珠单抗、巴瑞替尼等；还要进行抗凝治疗，俯卧位通气以及各种合并症和并发症的处理。在新冠肺炎处理中，如何阻止细胞因子风暴的发生，避免向危重型进展，尤其是免疫缺陷患者，是治疗成功的关键。

本例是 B 细胞淋巴瘤患者，在 CD20 单抗治疗期间，B 细胞免疫功能严重缺陷状态下感染新冠病毒。患者发热 6 天后才入住病房，失去最佳抗病毒时机。入院即出现血氧饱和度下降，IL - 6、铁蛋白、NT - proBNP 升高，血小板偏低，肺部外侧带炎性渗出明显。对糖皮质激素、奈玛特韦/利托那韦以及静脉丙种球蛋白疗效均不理想,按指南推荐使用托珠单抗,但当时此药不可及。我们在充分和家属沟通后使用司妥昔单抗 400 mg,单次治疗,第 2 天患者体温正常,其余检验指标逐渐改善。

　　新冠病毒通过劫持免疫系统,引起机体免疫调节网络失衡,促炎因子过渡释放与累积、细胞因子风暴,对组织、器官造成免疫损伤。IL-6 是参与感染诱发细胞因子风暴的关键细胞因子之一,可以促进先天和获得性免疫反应,并且参与病毒性疾病的进展,最终有利于病毒在受感染宿主中的持续存在。司妥昔单抗是 IL-6 拮抗剂,可以特异性结合 IL-6,从而灭活 IL-6 诱导的 JAK-STAT3 通路的信号转导,减轻细胞因子风暴。

(浙江省立同德医院　蒋玉霞)

专家 点评

　　从本例患者的治疗过程中,我们获得的治疗体会是:①B 细胞免疫缺陷患者,由于 B 细胞不能产生新冠抗体,容易发展为重型和危重型以及长期新冠。②急性期抗病毒治疗要及时,适当的糖皮质激素治疗是有效和必需的。③治疗期间要注意预防合并卡氏肺孢菌、甲型流感病毒、CMV 等感染,出现此类重叠性感染,会增加患者的病死率。④在指南推荐药物不可及的情况下,另辟蹊径,采用 IL-6 拮抗剂也可能取得令人欣喜的效果。治疗中要在恰当时间果断使用,才能发挥它最好的疗效,但在此过程中需要医生结合病情发展情况作出判断,切不可盲目使用。

(浙江省立同德医院　蒋慧芳)

⊟ 主要参考文献

［1］中华人民共和国国家卫生健康委员会.新型冠状病毒感染诊疗方案（试行第十版）［J］.中华临床感染病杂志,2023,16(1):1-9.

［2］MONTAZERSAHEB S, HOSSEINIYAN KHATIBI S M, HEJAZI M S, et al. COVID - 19 infection: an overview on cytokine storm and related interventions ［J］. Virol J, 2022,19(1):92.

［3］VILLAESCUSA L, ZARAGOZÁ F, GAYO-ABELEIRA I, et al. A new approach to the management of COVID - 19. antagonists of IL - 6: siltuximab ［J］. Adv Ther, 2022,39(3):1126 - 1148.

22 老有所"司",有惊无险
—— 司妥昔单抗为老年淋巴瘤患者接受
CAR-T细胞治疗保驾护航

病例介绍

  患者,女性,70岁。

  2021-9-22因"发现甲状腺结节4年"于当地医院内分泌科住院,完善甲状腺彩超时发现颈部淋巴结肿大。先行甲状腺穿刺检查未见异常,后行颈部淋巴结穿刺活检。病理:HE染色结合免疫组化结果符合弥漫大B细胞淋巴瘤(非生发中心型),建议上级医院会诊。免疫组化:Ki-67(约80%+),CD20(3+),CD5(部分+),CD79a(+),CD30(-),C-myc(约40%+),Bcl-2(约80%+),Bcl-6(约40%弱+),CD10(-),Cyclin D1(-),Mum-1(+),CD21(残存FDC+),CD23(-),LEF-1(散在+)。遂送我院病理科会诊:(左颈)淋巴结结构破坏,由中等大小异性淋巴细胞弥漫浸润,结合原单位病理穿刺及免疫组化检查诊断弥漫大B细胞淋巴瘤,非生发中心细胞来源。免疫组化:CD20(3+),Bcl-2(+),Ki-67(+,50%),EBER(原位杂交)(-),Cyclin D1(-),TdT(-)。分子病理:FISH Bcl-2、Bcl-6、C-myc均阴性。于我院门诊完善PET/CT检查示：左咽后间隙、左颈Ⅱ～Ⅴ区及右颈Ⅱ区多发糖代谢异常增高、不同程度增大淋巴结；鼻咽后壁及双侧咽隐窝壁区糖代谢增高。

当地医院诊断为：弥漫大B细胞淋巴瘤（非生发中心细胞型，ⅡA期，IPI评分为2分、中低危），行8个疗程R-CHOP方案化疗（表22-1），其间在4个疗程化疗后我院门诊中期PET/CT检查（2022-1-18）示完全代谢缓解（CMR）：左咽后间隙、左颈Ⅱ～Ⅴ区及右颈Ⅱ区多发淋巴结大部分较前消失，小部分较前明显缩小，糖代谢较前明显减低；鼻咽后壁及双侧咽隐窝壁区糖代谢增高灶现已基本消失（5-PS评分为1～2分）。

表22-1 化疗过程

日 期	R-CHOP方案
2021-10-15	利妥昔单抗600 mg，当天；
2021-11-10	环磷酰胺0.1 g，第1天；
2021-12-6	多柔比星脂质体40 mg，第1天；
2021-12-27	长春新碱1 mg，第1天；
2022-1-23	泼尼松60 mg，第1～5天
2022-2-20	
2022-3-18	
2022-5-8	

患者无不适，2022-7-15再次于我院门诊治疗结束，PET/CT复查示疾病进展：左侧咽隐窝壁区新见条状糖代谢异常增高灶；双咽后间隙、左颈Ⅱ～Ⅲ区多发淋巴结较前增多、部分较前增大，糖代谢较前明显增高，部分为新发

(5-PS 评分为 5 分)。

根据我院门诊的建议,在当地医院依据 PET/CT 指导行左侧颈部淋巴结切除活检。病理:(左侧颈部淋巴结)HE 染色结合免疫组化结果符合弥漫大 B 细胞淋巴瘤(非生发中心型)。免疫组化:Bcl-2(约 80%+),Bcl-6(约 50%+),C-myc(约 40%+),CD10(约 80%+),CD5(B 细胞+),CD30(-),Mum-1(+),CD79a(3+),CD21(3+),Ki-67(约 80%+),Cyclin D1(-),CD20(3+);原位杂交:EBER-原位杂交(-);加做 CD19(+)。当地送检淋巴瘤相关二代测序:*CD79B* 突变(83.70%)、*TP53* 突变(47.30%)、*CARD11* 突变(38.80%)、*CDKN2A* 突变(70.80%)、*ETV6* 突变(36.50%)、*IKZF3* 突变(40.30%)、*PIM1* 突变(36.3%);PD-L1 表达检测:<1%。

患者病程简图见图 22-1。

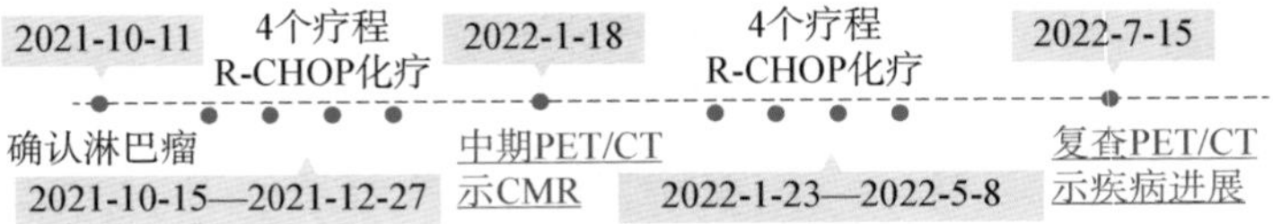

2021-10-11	4个疗程 R-CHOP化疗	2022-1-18	4个疗程 R-CHOP化疗	2022-7-15
确认淋巴瘤		中期PET/CT		复查PET/CT
2021-10-15—2021-12-27		示CMR	2022-1-23—2022-5-8	示疾病进展

▲ 图 22-1　患者病程简图

患者既往有甲状腺功能亢进症(1998 年发现,曾服药治疗,2001 年开始停药,诉多次复查甲状腺功能正常),曾因进食异物穿孔行食管异物取出+修补手术、左眼黄斑前膜+双眼老年性白内障手术、前庭周围性眩晕、腰椎间盘突出、室性期前收缩(服用美托洛尔缓释片半片、每日 1 次)、肺部慢性感染（不排除支气管扩张）、乙型肝炎（未规律治疗）等病史。

诊断及危险度分层

弥漫大 B 细胞淋巴瘤（非生发中心型，双表达，A53 型，治疗后短期复发）。

CAR－T 细胞治疗过程

2022－8－3 当地医院治疗：维布妥昔单抗 50 mg，第 1 天＋奥布替尼 150 mg，每日 1 次。半个月左右患者出现全身紫癜样皮疹、进行性增多，考虑奥布替尼不良反应可能性大，予停药并行抗过敏治疗后皮疹逐渐消退。

2022－8－26 签署 CAR－T 细胞治疗知情同意书，行淋巴细胞采集。

2022－9－17 开始 R－FC 方案（利妥昔单抗 600 mg，当天；环磷酰胺 0.8 g，第 1～3 天；氟达拉滨 48 mg，第 1～3 天）预处理。

2022－9－23 靶向 CD19 CAR－T 细胞回输，回输细胞量 100×10^6。

【不良反应监测及处理】患者行预处理后即发生恶心、呕吐、间断腹泻，白蛋白进行性下降、脑钠肽（BNP）升高等情况，予及时积极对症处理后均改善。

2023－9－28（第 6 天）晨开始发热，体温 38.9℃。IL－6：45.5 ng/L；IL－10：111.0 ng/L；降钙素原（PCT）、C 反应蛋白、

血培养均正常。因患者处于粒细胞缺乏症状态,先调整抗生素。2023-9-29(第 7 天)仍高热,最高体温 39.3℃,予以物理降温及口服对乙酰氨基酚退热,效果欠佳;监测 IL-6 继续升高,血压、血气分析大致正常,考虑存在细胞因子释放综合征(CRS,2级),予以抗 IL-6 单抗静脉滴注,后体温缓慢下降。

2022-10-2(第 10 天)粒系恢复。

2022-10-3(第 11 天)左侧额部间断胀痛,咳黄色浓痰,无恶心、呕吐、视物模糊等不适,CAR-T 细胞治疗相关毒性评分(CARTOX)中枢神经系统可疑震颤,不能排除 CRES 可能(1～2 级),完善头颅 MRI 检查并留痰培养。因头痛反复间断发作,于 2023-10-4(第 12 天)予以地塞米松 10 mg 静脉滴注,后头痛缓解。

其后患者每日最高体温明显下降,但仍间有低热(<38℃);血象也不稳定、短期内波动较大;复查胸部 CT 示少许新发炎症。2022-10-9(第 17 天)痰培养回报为按蚊伊丽莎白菌,根据药敏更改抗生素;同天患者 CMV-DNA 转阳,予以更昔洛韦静脉滴注抗病毒治疗。患者体温控制,一般情况逐步好转,血象稳定恢复。

2022-10-21(第 28 天)复查 PET/CT 示 CMR:左侧咽隐窝壁区未见明显糖代谢异常增高灶;双侧咽后间隙、左颈Ⅱ～Ⅲ区、右侧盆壁未见明显糖代谢增高灶。

患者出院后继续使用利妥昔单抗维持治疗:利妥昔单抗 375 mg/m² ,静脉注射,每 28 天 1 次,共 5 次。同时持续预防乙型肝炎病毒活化并给予病毒及肺孢子菌肺炎(PCP)预防治疗。

患者于 CAR-T 细胞治疗后第 3 个月及 1 年复查 PET/

CT 均示 CMR。

患者 CAR‐T 细胞治疗后 1 年内曾因咳嗽、咳黄痰在当地医院住院,行胸部 CT 示肺部感染,行支气管肺泡灌洗术,灌洗液行相关二代测序等检查,均检出少量曲霉菌,予以伏立康唑等治疗后症状消失,复查胸部 CT 示明显好转。

💬 讨论和思考

CAR‐T 细胞治疗已经发展为难治复发血液肿瘤的重要治疗手段,尤其在非霍奇金淋巴瘤领域,其推荐级别及治疗的时间线均在前移。目前国际上对于符合移植条件的初次复发/进展患者,是采用二线化疗＋自体造血干细胞移植(ASCT)还是CAR‐T 细胞治疗仍存在争议,有数据显示对上述化疗敏感的人群采用化疗＋自体移植巩固的治疗方案预后可能有一定优势,但是对于不符合移植条件的人群,如本例患者,CAR‐T 细胞治疗已成为他们提高治疗疗效的最佳有效手段。该患者为70 岁女性,平素身体情况一般,既往病史较多,在当地医院完成8 个疗程化疗,最后 2 个疗程化疗时患者已出现不耐受,表现为频发口腔溃疡、血象恢复时间明显延长且合并感染等,但化疗结束不到 3 个月就出现原发病进展。此时患者无论身体还是心理均已无法接受二线化疗,而患者仍期望尽可能获得"临床治愈",CAR‐T 细胞治疗就为这类患者提供了希望。

合并症较多的老年患者,常存在脏器功能储备差、基础病多、不能完全消除的局部感染等临床特点,行 CAR‐T 细胞治疗高危因素多,易发生 CRS、CRES 等毒性反应和副作用,如果没有得到及时、有效的处理,易出现严重不良事件,甚至危及生命。故对于这类患者尤其要重视 CAR‐T 细胞相关毒性反应和副作用的识别与防控,及时给予规范处置。本例患者在 CAR - T 细胞回输第 7 天出现粒细胞缺乏症并发热,经详细评估无法明确鉴别是感染还是 CRS,以及二者兼有。故在积极抗感染的情况下予抗 IL - 6 单抗静脉滴注,患者症状得到有效控制,也避免了早期使用激素对 CAR - T 细胞治疗可能产生的不利影响,患者治疗效果良好。

行 CAR - T 细胞治疗的临床医生应详尽了解并掌握相关毒性反应和副作用的临床处置流程,对于高危人群,需注重防控及早期识别,以便及时给予有效的处理。

(中南大学湘雅医院   邹   浪   傅   敢)

专家 点评

老年患者,疾病本身存在高危因素、整体疗效不理想,合并症多,难以有自体干细胞移植的条件,综合权衡患者治疗目标及个体情况,CAR - T 细胞治疗是其优选二线治疗。患者 CAR - T 细胞治疗过程中是否需要桥接治疗?这是一个个体利弊的权衡问题。因患者病情进展较快,桥接治疗是一个选择;但老年患者、常规药物大剂量化疗可能导致其一般情况转差而影响 CAR - T 细胞治疗的疗效,常规的二线大剂量治疗方案往往不是这类患者的优选项;又因为当时药物的可及性问题(CD79b ADC 药物尚未上市)、温习患者病检免疫组化示肿瘤细胞 CD30 仍有微量表达,也有国外临床试验提示维布妥昔单抗可能对这部分患者存在疗效,结合患者总体情况,权衡利弊使用了维布妥昔单抗作为桥接治疗,最终获得了成功(使用 CAR - T 细胞治疗前检查示颈区靶淋巴结有明显缩小)。随着治疗手段的更新及新药可及性的提高,相信还有更多、更佳的桥接治疗方案会造福患者。

适用何种手段联合 CAR - T 细胞治疗,以提高疗效也是我们需要考虑的问题。布鲁顿酪氨酸激酶(BTK)抑制剂是目前认为有可能具有前景的一个选择(但此患者因为药物的可能副作用而没能持续使用)。二期 ZUMA - 14 研究也初步证实,CAR - T 细胞治疗联合利妥昔单抗在难治性 LBCL 患者中产生了较高的完全缓解率和持久的无进展生存期(PFS),且安全可控。本例患者在 CAR - T 细胞治疗时协同使用 BTK 抑制剂,后续使用利妥昔单抗维持治疗加深其缓解程度,也有可能对患者疗效取得了正面影响。可以预见,CAR - T 细胞治疗和其他药物的联合治疗将是今后临床研究的热点。

行 CAR - T 细胞治疗后,患者往往存在白细胞减少、B细胞缺乏、免疫力低下等情况,非常容易受到细菌、病毒和真菌等病原体的感染,所以院外防护尤为重要,特别在疫情流行的情况下,应引起充分关注。

(中南大学湘雅医院　徐雅靖)

主要参考文献

[1] HAANEN J, OBEID M, SPAIN L, et al. Management of toxicities from immunotherapy: ESMO clinical practice guideline for diagnosis, treatment and follow-up [J]. Ann Oncol, 2022, 33(12): 1217 - 1238.

[2] SANTOMASSO B D, NASTOUPIL L J, ADKINS S, et al. Management of immune-related adverse events in patients treated

with chimeric antigen receptor T-Cell therapy: ASCO guideline [J].
J Clin Oncol, 2021,39(35):3978-3992.

[3] FERREROS P, TRAPERO I. Interleukin inhibitors in cytokine release syndrome and neurotoxicity secondary to CAR－T therapy [J]. Diseases, 2022,10(3):41.

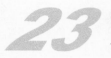

23 把握先机，转危为安
——司妥昔单抗治疗 DLBCL 合并新冠肺炎一例

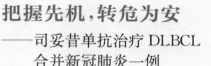

 病例介绍

患者，男性，80 岁，身高 164 cm，体重 60 kg。

2022 - 3 出现颈部包块进行性长大，于 2022 - 4 - 21 行颈部淋巴结活检。病理：弥漫大 B 细胞淋巴瘤，Hans 分型提示可能为非生发中心 B 细胞来源的肿瘤，为双表达 myc 和 Bcl - 2 蛋白的淋巴瘤。骨髓穿刺、活检、流式细胞术检查、形态学及病理均未见累及。PET/CT 检查示双侧颈部、咽旁间隙、锁骨上窝、腋窝、纵隔多发淋巴结肿大，右咬肌及右后胸壁肌肉、甲状腺及双侧颌下腺多发结节及肿块，以上病灶 FDG 代谢明显活跃，符合淋巴瘤浸润影像学表现；颈段食管、气管呈受压变窄表现。2022 - 5 - 15 开始予以 R - miniCHOP 方案（利妥昔单抗 600 mg，当天；环磷酰胺 600 mg，第 1 天；长春新碱 1 mg，第 1 天；多柔比星脂质体 20 mg，第 1 天；甲泼尼龙 40 mg，第 1～5 天）化疗，共 8 个疗程。

患者于 2022 - 12 - 23 左右出现周身乏力，无畏寒发热。2022 - 12 - 27 出现乏力加重伴咳嗽、咳白痰，无呼吸窘迫,无恶心、呕吐,无腹痛、黑便、便血,无流涕、头昏、头痛,未见新发淋巴结肿大,盗汗减轻,于 2023-1-1入院。

体格检查:体温 36.5℃,脉搏 101 次/分,呼吸频率 21次/分,血压 144/92 mmHg。

一般情况:发育正常,营养中等,神志清醒,自主体位,正常步态。慢性病容,躯干及四肢皮肤未见异常,巩膜无黄染,全身浅表淋巴结未触及肿大。颈动脉正常,胸廓对称,双肺叩诊呈浊音,双肺呼吸音粗糙,可闻及干、湿啰音及胸膜摩擦音。左、右心浊音界,心率 101 次/分,各瓣膜区未闻及杂音。腹部平坦,无压痛及反跳痛,未见胃肠型、蠕动波,肠鸣音正常,4~5 次/分。双下肢无水肿。

既往史:高血压 3 级,很高危 10 多年。口服"苯磺酸左氨氯地平 2.5 mg,每日 1 次"控制血压。2 型糖尿病 10 多年,口服"二甲双胍 0.5 g,每日 2 次;格列齐特 30 mg,每日 1 次;达格列净 10 mg,每日 1 次"控制血糖。血压、血糖控制可。慢性支气管炎伴肺气肿病史。阑尾切除术后 60 多年,开腹胃息肉切除术后 25 年,前列腺癌根治术后 20 年。否认肝炎、结核等传染病史,否认外伤、输血史,否认药物或食物过敏史。

辅助检查:新冠病毒核酸检测阳性;IL-6 42.3 ng/L;血清淀粉样蛋白 A(SAA)381.76 mg/L。

胸部 CT:①双肺新增胸膜下条索、斑片影,考虑间质性改变伴散在炎症,双肺下叶部分肺不张。治疗后复查。

②慢性支气管炎、肺气肿征象；双肺散在纤维化灶；双肺散在数枚实性微结节，部分钙化，考虑炎性结节可能，较前未见明显变化，随诊。③主动脉及左右冠状动脉壁钙化，心包少量积液较前减少。双侧胸膜略显增厚。新增双侧胸腔少量积液。

✿ 诊断及危险度分层

（1）弥漫大 B 细胞淋巴瘤Ⅳ期 B 组 IPI 评分 4 分，高危组（非生发中心 B 细胞来源，双表达 myc、Bcl - 2）。

（2）细菌性肺炎。

（3）新冠病毒性肺炎（中型）。

（4）慢性阻塞性肺疾病。

（5）高血压 3 级（极高危）。

（6）2 型糖尿病。

（7）甲状腺功能减退。

✿ 鉴别诊断要点

（1）结核性淋巴结炎：患者老年男性，起病缓、病程长，出现乏力伴咳嗽、咳痰，但无午后低热，胸部 CT 影像学改变不考虑结核性改变，且既往淋巴结病理结果不支持。

（2）化脓性淋巴结炎：患者老年男性，起病缓，病程长，出现乏力伴咳嗽、咳痰，但无局部淋巴结破溃、红肿，胸部 CT 影像学改变不考虑淋巴结化脓性改变，且既往淋巴结病理结果不支持。

（3）支气管扩张伴感染：患者老年男性，既往未患百日咳等疾病，无支气管扩张病史，并且胸部 CT 检查未提示支气管扩张，故不考虑。

⊛ **治疗原则**

细胞因子主要包括 IFN、IL、趋化因子、集落刺激因子（CSF）、TNF 等，这些细胞因子由某些免疫细胞分泌，它们有些促进炎症，有些抑制炎症，在正常人体内维持一种平衡状态。促炎因子可以激活和招募其他免疫细胞，免疫细胞可以分泌更多细胞因子，激活和招募更多的免疫细胞，如此形成一个正反馈循环；当免疫系统因感染、药物、自身免疫病等因素过度激活时，可能会分泌大量促炎因子，导致正反馈循环突破某个阈值而失控过度放大，最终形成细胞因子风暴。有研究发现，COVID-19 感染的患者血清中炎症细胞因子显著升高，新冠病毒感染是诱发炎症风暴的关键细胞因子，阻断其信号转导，将大大降低炎症反应对患者肺组织和多器官的损伤，提高危重患者的治愈率。

IL 家族是一组参与炎症、变态反应、感染、免疫缺陷、肿瘤、纤维化和缺氧疾病的细胞因子。其中 IL-6 是其基因转录的一种多功能细胞因子，主要由单核细胞、淋巴细胞、巨噬细胞、成纤维细胞、血管内皮细胞、角化细胞甚至一些肿瘤细胞等分泌而成。COVID-19 感染后 T 细胞和单核细胞产生大量 IL-6，其异常和过度分泌可能导致严重的炎症反应，并发挥免疫破坏作用，导致严重肺损伤和功能障碍，这可能是诱发机体产生细胞因子风暴的重要环节。

有研究发现，重症新冠病毒性肺炎患者的 IL-6 水平明显高于轻症患者,并认为 T 细胞亚群和细胞因子是预测轻度至重度转变的基础之一,可以将其作为治疗重症患者的靶点。同时,多项荟萃分析表明 IL-6 升高与 COVID-19 不良预后有关。因此,监测患者体内 IL-6 的浓度变化,对判断病情有重要价值。靶向 IL-6 的抑制剂(司妥昔单抗)可抑制 IL-6 的产生和提高抗炎因子表达水平,阻断细胞因子风暴,是防治新冠肺炎的潜在药物。

⚙ 治疗过程

辅助检查:外院胸部 CT 示:①双肺炎症,建议结合临床及实验室检查;②双肺少许纤维灶、钙化灶,双侧胸膜局部增厚;③主动脉瓣、主动脉壁及双侧冠状动脉钙化,新冠病毒核酸阳性。

入院后血常规:白细胞 $2.1×10^9$/L,中性粒细胞 $1.20×10^9$/L,淋巴细胞 $0.74×10^9$/L,红细胞 $4.04×10^{12}$/L,血红蛋白 121 g/L,血小板 $51×10^9$/L。C 反应蛋白 84.01 mg/L,血清淀粉样蛋白 381.76 mg/L,IL-642.30 ng/L。肝功能:谷草转氨酶 24 IU/L,谷丙转氨酶 19 IU/L,乳酸脱氢酶 224 IU/L。肾功能:肌酐 74.6 μmol/L,D-二聚体 1.4 mg/L。患者核酸阳性,且胸部 CT 提示炎症,既往恶性肿瘤化疗后免疫力低下,考虑新冠病毒性肺炎合并细菌性肺炎,且存在白细胞及中性粒细胞减少。给予人粒细胞集落刺激因子升白,头孢哌酮钠舒巴坦钠抗菌治疗及乙酰半胱氨酸雾化治疗,同时予以氨基酸及胸腺喷丁(胸腺五肽)营养支持治疗。因患者咳嗽、咳痰等症状缓解不明显,考虑与病毒性肺炎相关,当日(2023-1-5)加用司妥昔单抗 600 mg 缓慢静脉滴注。治疗期间患者未发生皮疹、心悸、气促等过敏反应,无恶心、呕吐、头晕、头痛等症状。隔日(2023 - 1 - 6)复查血常规:白细胞 6.47×10^9/L,中性粒细胞 4.77×10^9/L,淋巴细胞 1.14×10^9/L,红细胞 3.89×10^{12}/L,血红蛋白 116 g/L,血小板 48×10^9/L。C 反应蛋白 37.83 mg/L,血清淀粉样蛋白 212.79 mg/L,IL - 6<1.50 ng/L。肝功能:谷草转氨酶 17 IU/L,谷丙转氨酶 13 IU/L,乳酸脱氢酶 219 IU/L。肾功能:肌酐 64.6 μmol/L。2023 - 1 - 10 再次复查血常规:白细胞 2.19×10^9/L,中性粒细胞 0.84×10^9/L,淋巴细胞 1.06×10^9/L,红细胞 3.77×10^{12}/L,血红蛋白 112 g/L,血小板 58×10^9/L,C 反应蛋白 4.21 mg/L,血清淀粉样蛋白 14.98 g/L,IL - 6 1.87 ng/L。肝功能:谷草转氨酶 24 IU/L,谷丙转氨酶 21 IU/L,乳酸脱氢酶 191 IU/L。肾功能:肌酐 67.8 μmol/L。新冠病毒核酸检测为阴性。患者咳嗽、咳痰症状较前明显减轻。

出院(2023 - 1 - 13)复查胸部 CT 示:①双侧颈根部、双侧锁骨上窝、双侧腋窝及中上纵隔内淋巴结显示,目前未见增大,部分较前稍缩小。②双肺胸膜下条索、斑片影,考虑间质性改变伴散在炎症,双肺下叶部分肺不张。③慢性支气管炎、肺气肿征象;双肺散在纤维化灶;双肺散在数枚实性微结节,部分钙化,考虑炎性结节可能,较前未见明显变化。患者乏力症状较入院明显缓解,无咳嗽、咳痰、发热、畏寒、肌肉疼痛、腹泻等症状,于 2023 - 1 - 18 出院。

现患者已完成 8 个疗程,利妥昔单抗巩固治疗。

💮 讨论和思考

综上所述,司妥昔单抗可明显降低患者的 IL - 6、C 反应蛋白、血清淀粉样蛋白(SAA)(图 23 - 1～图 23 - 3),且效果较显著，治疗后 5 天内 IL‐6、C 反应蛋白较基线持续显著降低，未出现新发感染，肝、肾功能未见异常，患者应用司妥昔单抗治疗新冠病毒性肺炎后症状较前明显好转，血氧饱和度有所上升，对氧气支持的需求降低，病情趋于稳定。研究表明，IL‐6 抑制剂可用于非霍奇金淋巴瘤、多发性骨髓瘤、急性淋巴细胞白血病的 CAR‐T 细胞治疗相关细胞因子释放综合征(CRS)。而新冠病毒性肺炎由轻症进展为重症多与 CRS 有关，故 IL‐6 可通过阻断 CRS，避免新冠病毒性肺炎轻症向重症的转化，达到治疗新冠病毒性肺炎的目的。研究表明，司妥昔单抗高亲和力结合 IL‐6，而并非与 IL‐6 受体结合，可以减少 IL‐6 向中枢神经系统扩散引起的神经毒性风险，较其他 IL‐6 抑制剂风险更小、安全性更高。综上所述，司妥昔单抗对于新冠病毒性肺炎患者是一个新选择，尤其是对合并有免疫及血液系统相关基础疾病（如非霍奇金淋巴瘤、多发性骨髓瘤、急性淋巴细胞白血病）的患者。

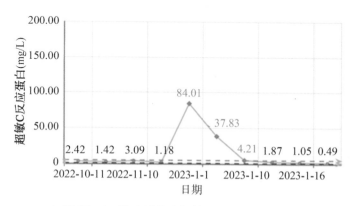

▲ 图 23‐1　治疗过程中超敏 C 反应蛋白变化情况

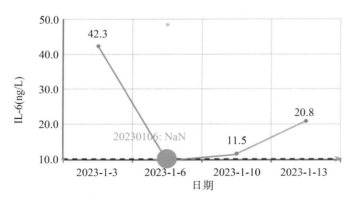

▲ 图 23－2　治疗过程中 IL－6 变化情况

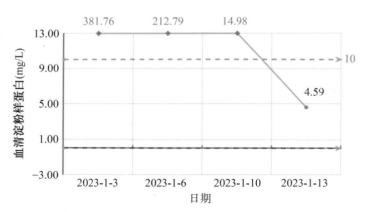

▲ 图 23－3　治疗过程中血清淀粉样蛋白变化情况

弥漫性大 B 细胞淋巴瘤（DLBCL）是一种恶性血液肿瘤，IL－6 是一种细胞因子，参与调节免疫反应、炎症反应和肿瘤发生。IL－6 的高表达与 DLBCL 的预后不良有关，因此，抑制 IL－6 信号转导成为治疗 DLBCL 的潜在策略之一。

IL-6单抗是一种抑制 IL-6信号转导的药物。研究表明,IL-6单抗可能对 DLBCL 的治疗有一定的作用。一项研究发现,在多种恶性淋巴瘤中,包括 DLBCL,IL-6单抗可以诱导肿瘤细胞凋亡,抑制其增殖并促进细胞周期停滞。另一项研究表明,与 DLBCL 患者相比,IL-6单抗治疗后的患者在生存期方面表现得更好。

此外,IL-6单抗也可能具有协同作用,与其他药物联合使用可以提高治疗效果。例如,一项研究发现,在 DLBCL 模型中,与化疗药物顺铂联合使用 IL-6单抗可以显著减少肿瘤负荷和提高存活率。

值得一提的是,尽管 IL-6单抗在 DLBCL 治疗中显示出潜在的治疗效果,但它并不是 DLBCL 标准治疗方案的一部分。目前,对于 DLBCL 的治疗,仍需根据患者的具体情况制定个体化的治疗方案,最好咨询专业医生以获得最佳治疗建议。

(成都市第七人民医院　周静秋)

专家 点评

本案是一例 DLBCL 合并新冠病毒感染的老年患者,且患有高血压、糖尿病、慢性阻塞性肺疾病等合并症。从诊断 DLBCL 之初,患者抗肿瘤治疗比较顺利,一般情况良好。但在感染新冠病毒之后,患者的细胞因子风暴非常严重,出现白肺、呼吸困难等症状。本案掌握了患者用药的关键时机,避免了炎症因子风暴而导致患者的呼吸衰竭等症状。由此可见,司妥昔单抗对于新冠病毒引起的炎症因子风暴,有很好的治疗效果,且不良反应轻微。

目前司妥昔单抗不是治疗新冠病毒的唯一药物,需要根据患者的具体情况,选择个体化治疗。

(成都市第七人民医院　章　莉)

主要参考文献

[1] ZUMLA A, HUI D S, AZHAR E I, et al. Reducing mortality from 2019 - nCoV: host-directed therapies should be an option [J]. Lancet, 2020, 395(10224): e35 - e36.

[2] YUAN S M, YAN S L, WU N. Unusual aspects of cardiac myxoma [J]. Anatol J Cardiol, 2017, 17(3): 241 - 247.

[3] ATAIE-KACHOIE P, POURGHOLAMI M H, RICHARDSON D R, et al. Gene of the month: Interleukin 6 (IL - 6) [J]. J Clin Pathol, 2014, 67(11): 932 - 937.

[4] COOMES E A, HAGHBAYAN H. Interleukin-6 in COVID - 19: a systematic review and meta-analysis [J]. Rev Med Virol, 2020, 30 (6): 1 - 9.

[5] QIN R D, HE L, YANG Z W, et al. Identification of parameters representative of immune dysfunction in patients with severe and fatal COVID - 19 infection: a systematic review and meta-analysis [J]. Clin Rev Allergy Immunol, 2023, 64(1): 33 - 65.

[6] MURTHY H S, YASSINE F, IQBAL M, et al. Management of CAR T-cell related toxicities; what did the learning curve teach us so far? [J]. Hematol Oncol Stem Cell Ther, 2022, 15(3): 100 - 111.

[7] HAYDEN P S, RODDIE C, BADER P, et al. Management of adults and children receiving CAR T-cell therapy: 2021 best practice recommendations of the European society for blood and marrow transplantation (EBMT) and the joint accreditation committee of ISCT and EBMT(JACIE) and the European haematology association (EHA) [J]. Ann Oncol. 2022, 33(3): 259 - 275.

[8] 中国临床肿瘤学会.《恶性血液病诊疗指南》(2023)[M]. 北京:人民

卫生出版社,2023.

[9] SANTOMASSO B D, NASTOUPIL L J, ADKINS S, et al. Management of immune-related adverse events in patients treated with chimeric antigen receptor T-cell therapy: ASCO guideline [J]. J Clin Oncol, 2021,39(35):3978 – 3992.

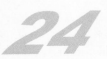

病例介绍

患者，男性，66岁。

患者 2020 - 6 因腹胀、双下肢水肿在我院住院治疗。血常规：白细胞 5.6×10^9/L，中性粒细胞占比 0.568，血红蛋白 83 g/L，血小板 60×10^9/L，骨髓常规提示淋巴细胞比例增多（占 44%）。淋巴瘤免疫分型：48.9% 成熟淋巴细胞，见 38.3% CD5－，CD10±，成熟克隆性 B 细胞群体。BCR - ABL（b2a2/b3a2/e1a2/e19a2）均阴性。骨髓活检：淋巴细胞比例增多（免疫组化 CD5－，CD10－，CD19＋，CD20＋比例占 80%），局部片状浸润，符合成熟小 B 细胞淋巴瘤。Bcl - 2/IgH（－），淋巴瘤二代测序 MYD88 突变，TET2 突变，CXCR4 突变，CARD11 突变，PRDM1 突变，ZBTB7A 突变。PET/CT：全身淋巴结［双侧颈部（Ⅱ、Ⅲ、Ⅴ）、颌下、双侧腋窝、双侧腹股沟］轻度肿大，FDG 代谢轻度增高；脾大，FDG 代谢增高；全身骨髓 FDG 代谢弥漫性增高（包括外周骨髓）。上述病变考虑淋巴瘤浸润，多维尔（Deauville）评分为 4 分。余 FDG 未见异常。2020 - 7 -

17、2020 - 8 - 15、2020 - 9 - 12、2020 - 10 - 10 予 BR 方案(利妥昔单抗 700 mg,当天;苯达莫司汀 170 mg,第 1～2 天)治疗 4 次。2020 - 11 - 11 患者 PET/CT,全身肿大淋巴结对比前片,双侧颈部、颌下、腋窝、双侧腹股沟淋巴结较前明显缩小,活性消失或较前减低,考虑治疗后肿瘤活性较前抑制。多维尔评分为 1～2 分。骨髓微小残留病变(MRD)提示阴性。2020 - 11 - 16 骨髓常规:有骨髓小粒,骨髓增生尚活跃,未见异常淋巴细胞。疾病评估完全缓解。2021 - 12 - 28、2022 - 3 - 28、2022 - 7 - 1、2022 - 9 - 28、2022 - 12 - 21 予利妥昔单抗 700 mg,3 个月 1 次巩固。

3 天前患者在无明显诱因下出现发热伴有咳嗽,最高体温 39.0℃,无畏寒、寒战,无胸闷,自行服用药物退热后仍有反复发热,遂至当地卫生院就诊。查血常规:白细胞 $4.48×10^9$/L,中性粒细胞占比 0.668,血红蛋白 160 g/L,血小板 $142×10^9$/L,C 反应蛋白 45.57 mg/L。当地医院建议上级医院就诊。2 天前,患者至我院查血常规＋全血超敏 C 反应蛋白:白细胞 $3.2×10^9$/L,血红蛋白 141 g/L,血小板 $131×10^9$/L,中性粒细胞占比 0.689,超敏 C 反应蛋白 87.8 mg/L。新冠病毒 RNA 检测:新冠病毒核酸检测阳性。完善胸部 CT 示两肺多发炎症,两侧胸腔少量积液,纵隔及两肺门淋巴结稍增大,与前片对比相仿。予口服头孢丙烯抗感染,现患者有气急,仍有发热,无畏寒、寒战,无腹痛等不适,为求进一步治疗,门诊拟"肺部感染"收治入院。入院查体:ECOG 评分为 1 分,体温 39.0℃,心率 102 次/分,血压 140/89 mmHg,血氧饱和度 92%～95%(不吸氧),神志清,精神尚可,皮肤及巩膜无黄染,全身皮肤与黏膜无瘀点、瘀斑,浅表未及明显肿大淋巴结;胸骨无压痛,气管居中,两肺可闻及湿啰音;心律齐,心率 122 次/分,各瓣膜区未及病理性杂音;腹平软,无压痛及反跳痛,未及明显肿块,肝、脾肋下未及,肠鸣音 4 次/分,移动性浊音(一);双下肢无明显水肿,神经系统未见异常。

诊断及危险度分层

(1) 新冠病毒性肺炎。

(2) 非霍奇金淋巴瘤(脾边缘区淋巴瘤ⅣB 期,FLIPI－2)。

(3) 心功能不全。

(4) 高血压病 1 级(低危)。

治疗过程

入院后完善相关检查:2023－1－12 动脉血气:pH 值 7.60,二氧化碳分压 30.0 mmHg,氧分压 139.0 mmHg,钾离子 2.70 mmol/L,钠离子 134.0 mmol/L,葡萄糖 7.60 mmol/L,氧饱和度 99.5%,总二氧化碳 30.4 mmol/L,全血剩余碱 8.2,细胞外剩余碱 7.9,实际碳酸氢盐 29.5 mmol/L,标准碳酸氢盐 31.3 mmol/L。血常规:白细胞 $2.1×10^9$/L,血红蛋白 124 g/L,血小板 $131×10^9$/L,中性粒细胞占比 0.729,中性粒细胞绝对值 $1.51×10^9$/L,超敏 C 反应蛋白 64.8 mg/L。查凝血四项＋D-二聚体:凝血酶原时间 13.1 秒,国际标准化比值

1.21,血浆纤维蛋白原 4.52 g/L。查生化指标 19 项:总蛋白 57.3 g/L,白蛋白 32.0 g/L,钾 2.47 mmol/L,钙 2.00 mmol/L,葡萄糖 8.47 mmol/L,乳酸脱氢酶 299 U/L,胆碱酯酶 4632 U/L,降钙素原 0.08 μg/L,IL-6 125.3 ng/L,铁蛋白 650 μg/L。2023-1-12 新冠病毒核酸检测阳性。2023-1-13 腹部超声:肝、胆、胰、脾、肾、后腹膜超声未见明显异常。2023-1-13 双下肢动脉、深静脉检查:双下肢深动脉硬化伴多发斑点形成,双下肢深静脉通畅。2023-1-13 超声心动图:三尖瓣轻度反流,左心室舒张功能减退,左心室的短轴缩短率(FS)42%,心脏射血分数(EF)73%。2023-1-16 胸部螺旋 CT 平扫(图 24-1):两肺多发炎症,两侧胸腔少量积液,纵隔及两肺门淋巴结稍增大,两肺散在增殖钙化灶,左肺下叶纤维灶。心包少量积液。附见脾内低密度灶。2023-1-28 胸部螺旋 CT 平扫(图 24-2):两肺多发炎症,对比 2023-1-16 片进展。两侧胸腔少量积液,对比前片略有增多。纵隔及两肺门淋巴结增大伴

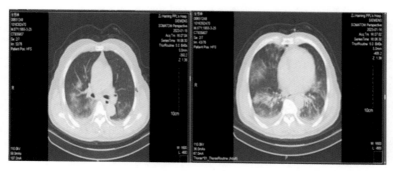

▲ 图 24-1 胸部 CT 平扫(2023-1-16)

示两肺多发炎症。两侧胸腔少量积液。纵隔及两肺门淋巴结稍增大。两肺散在增殖钙化灶,左肺下叶纤维灶。心包少量积液。

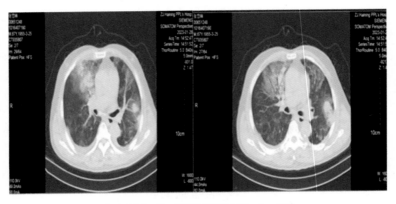

▲ 图 24-2　胸部 CT(2023-1-28)

示两肺多发炎症,对比 2023-1-16 片进展。两侧胸腔少量积液,对比前片略有增多。纵隔及两肺门淋巴结增大伴钙化,对比前片相仿。

钙化,对比前片相仿。附见脾内低密度灶。

　　治疗上 2023-1-12 予抗病毒药物莫诺拉韦 800 mg,每日 2 次;地塞米松 5 mg,每日 1 次;头孢哌酮钠舒巴坦钠 2 g,每 8 小时 1 次;加用雾化止咳化痰、护肝、护胃、补钾。患者仍有反复发热,复查胸部 CT 示进展。2023-1-17 地塞米松加量至 10 mg,每日 1 次,抗炎。患者仍有发热,氧饱和度低下(鼻导管吸氧下氧饱和度 90% 左右)。2023-1-20 起予俯卧位通气,抗生素升级为亚胺培南西司他丁 0.5 g,每 8 小时 1 次+米卡芬净 50 mg,每日 1 次抗感染;调整激素为甲泼尼龙 40 mg,每 8 小时 1 次;司妥昔单抗 800 mg,静脉滴注 1 次。用药后第 2 天患者体温正常。2023-1-25 予甲泼尼龙减量至 40 mg,每日 1 次;抗生素降级为左氧氟沙星 0.5 g,每日 1 次+米卡芬净 50 mg,每日 1 次;2023-1-28 予泼尼松 20 mg,每日 1 次。2023-1-31 予泼尼松减量至 10 mg,每日 1 次,出院。2023-3-6 复查胸部

CT,两肺感染明显好转(图 24-3)。

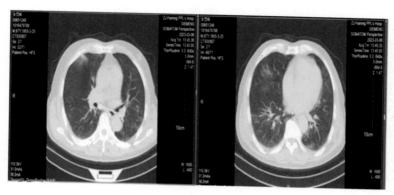

▲ 图 24-3　胸部 CT(2023-3-6)

示两肺感染明显好转。

◉ 讨论和思考

　　该患者为 B 细胞淋巴瘤,曾经使用利妥昔单抗。利妥昔单抗不仅会导致 B 细胞衰竭,还会耗尽正常 B 细胞,从而导致严重的体液免疫损伤。Lee 等认为,B 细胞定向治疗诱导的 B-和 CD4$^+$T 细胞的联合消耗可能有助于发生持续症状的新冠病毒感染。新冠肺炎的临床表现往往呈异质性变化,从无症状感染到急性呼吸道疾病综合征、多器官衰竭甚至死亡。越来越多的证据表明,一种失调和过度的宿主免疫反应,成为细胞因子风暴。在这种免疫过度激活的状态下,包括 IL-1 和 IL-6 在内的促炎细胞因子的循环水平增加已被证实,并与不良的临床结果相关。因此,抑制新冠肺炎患者的促炎细胞因子可能是一种潜在的治疗策略。本例患者入院反复发热、氧饱和度下降,IL-

6、铁蛋白升高,并且错失抗病毒最佳时机,肺部感染外侧带炎性渗出明显。对激素、莫诺拉韦疗效均不理想,按指南推荐应使用托珠单抗,但此药不可及。我们在充分和家属沟通后使用司妥昔单抗 800 mg,单次治疗,第 2 天患者体温正常,其余检验指标逐渐改善。IL－6 抑制剂已被证明对严重或危重新冠肺炎患者有效,可抑制 IL－6 的产生和提高抗炎因子表达水平,阻断细胞因子风暴。而 IL－6 通路的阻断可以通过不同的机制实现,包括抑制 IL－6 本身(司妥昔单抗)、通过其受体抑制信号转导(托珠单抗)或抑制参与细胞内信号转导通路的激酶(如 JAK/STAT)等。

(海宁市人民医院血液科　周秀杰)

专家点评

　　本案是一例典型的淋巴瘤患者化疗期间继发新冠病毒重型感染,予以莫诺拉韦抗病毒治疗联合糖皮质激素治疗后,以高热为表型的 CRS 仍不能有效控制,加用司妥昔单抗 800 mg 单次治疗后,体温迅速得到控制,病情随之有效控制。以托珠单抗为代表 IL－6 受体拮抗剂在危重症新冠肺炎的治疗中可改善预后和生存。司妥昔单抗为 IL－6 的拮抗剂,其在控制新冠病毒诱导的 CRS 的研究和报道相对较少。本例患者为一例非常成功的案例,为司妥昔单抗治疗新冠病毒感染相关 CRS 提供了实践依据,并有进一步推广应用的积极意义。

(浙江大学医学院附属第一医院　吴文俊)

主要参考文献

[1] LEE C Y, SHAH M K, HOYOS D, et al. Prolonged SARS - CoV - 2 Infection in Patients With Lymphoid Malignancies [J]. Cancer Discov, 2022, 12(1):62 - 73.

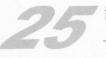

 病例介绍

患者,男性,40 岁,国际友人。

2013 - 1 - 18 因"背痛、腰痛、乏力"就诊于加拿大当地医院。骨髓活检可见 40% 的浆细胞,确诊为多发性骨髓瘤 IgG κ 型,应用 BCD 方案 4 个疗程化疗,疗效达到非常好的部分缓解(very good partial response,VGPR)。

于 2013 - 4 - 25、2013 - 8 - 7 完成两次自体造血干细胞移植。预处理:美法仑(马法兰)360 mg(200 mg/m^2)。口服沙利度胺 100 mg,每日 1 次,维持治疗。2015 - 3 改沙利度胺为来那度胺维持治疗。

2015 - 11 - 12 复发,在来那度胺基础上加注射用硼替佐米(万珂)及地塞米松化疗后疾病进展。2016 - 7 换用卡非佐米 53 mg + 来那度胺 + 环磷酰胺治疗,2017 - 6 - 22 应用卡非佐米 + 来那度胺 + 环磷酰胺治疗。2017 - 11 - 3 给予左半骨盆及腰 4~5 放疗。

2018 - 5 评估疾病为疾病进展。

2018 - 6—2019 - 2 达雷妥尤单抗治疗,评估疾病进展。2019-4 B 细胞成熟抗原抗体偶联药物（BCMA ADC）＋泊马度安治疗，至 2020-12 试验结束，疗效达到 VGPR。继续泊马度安及地塞米松维持治疗。至 2022-1 停用泊马度安及地塞米松，换用艾萨妥昔单抗、卡非佐米、环磷酰胺及地塞米松治疗。

2022-4-26—2022-9-13 游离 κ 轻链呈逐步升高趋势，从 116 mg/L 升至 287.7 mg/L；游离 λ 轻链＜1.3 mg/L，疾病评估为疾病进展。

2023-3-21 骨髓流式细胞术未见浆细胞肿瘤。骨髓活检：可见 30%～40% 异常浆细胞。应用塞利尼索、地塞米松、卡非佐米治疗 12 个疗程，疗效达疾病稳定。

2023-5-24 为行 CAR-T 细胞治疗入住河北燕达陆道培医院。主诉背痛。查体：贫血貌。血常规：白细胞 2.84×10^9/L，血红蛋白 80.90 g/L，血小板 77.40×10^9/L，IgG 19.33 g/L(↑)，IgA 0.05 g/L，IgM 0.13 g/L。血 β_2 微球蛋白：2.91 mg/L（参考范围 1～3 mg/L），尿 β_2 微球蛋白 0.17 mg/L（参考范围 0.1～0.3 mg/L）。红细胞沉降率 64 mm/h。PET/CT 检查示：①骨质疏松改变，多发大小不等虫蚀状、穿凿状溶骨性破坏，代谢活性从轻微增高到异常增高、多数为代谢活性显著增高，病变累及全身多骨，枕骨病变范围最大、代谢活性最高，局部见软组织密度肿块形成、突破颅骨内、外板；②双侧肱骨、右侧桡骨、双侧股骨髓腔内多发软组织密度结节，代谢活性从轻微增高到异常增高；③右侧第 2 前肋层面胸膜见软组织密度肿块形成，代谢活性中度增高,肿块突入肺组织内;④右侧项部及锁骨上区软组织密度结节,代谢活性增高。

◉ **诊断及危险度分层**

多发性骨髓瘤 IgG κ 型;DS 分期Ⅲ期 A 组,ISS 分期Ⅰ期,R－ISS 分期Ⅰ期。

◉ **CAR－T 细胞治疗过程**

2023－5－24 签署 CAR－T 细胞治疗知情同意书,行淋巴细胞采集。

2023－5－26 桥接方案:泊马度胺 3 mg,每日 1 次＋维奈克拉 100 mg,每日 1 次。

2023－6－1 因肌酐升高停用,2023－6－2 桥接长春新碱(VCR)0.4 mg,2 次;多柔比星 15 mg,2 次。

2023－6－4 开始 FC 方案(5－氟尿嘧啶 50 mg,3 次;环磷酰胺 450 mg,3 次)。

2023－6－8 骨髓形态:原始浆细胞占 36％;骨髓流式细胞术:8.17％为恶性单克隆性浆细胞,CD269(90％)。

2023－6－9 靶向 B 细胞成熟抗原(BCMA)CAR－T 细胞回输:$1×10^6$/kg。

2023－6－18(回输后第 14 天)骨髓形态、流式细胞术检测未见异常浆细胞。

2023－7－7(回输后第 28 天)骨髓病理未见异常浆细胞,PET/CT 显示机体多处病灶缩小,SUV 减低。

外周血固定电泳轻链比值 κ/λ 为 0.35(0.31~1.56)。

蛋白电泳显示异常 M 蛋白较入院时明显下降。

【疗效评估】1 个月时为部分缓解。

【不良反应监测及处理】不良反应监测及处理见表 25-1，图 25-1。

表 25-1 不良反应监测及处理

日 期	回输后天数	体温(℃)	IL-6(ng/L)	BCMA CAR-T拷贝数	托珠单抗(mg)	新冠核酸	糖皮质激素	司妥昔单抗(mg)	抗感染
2023-6-9	d0(回输后2.5 h)	38.4							康替唑胺、卡泊芬净
2023-6-10	d1	39.2							美罗培南
2023-6-13	d4	39.3	229.36	1.08×10³		阳性			奈玛特韦/利托那韦
2023-6-14	d5	39.0							非甾体类退热
2023-6-15	d6	39.4			160				非甾体类退热,停康替唑胺,换达托霉素
2023-6-16	d7	40.2	5 373.43	3.08×10³				600	阿昔洛韦
2023-6-17	d8	38.4							
2023-6-18	d9	37.7				阳			停达托霉素,换利奈唑胺

（续表）

日　　期	回输后天数	体温（℃）	IL-6（ng/L）	BCMA CAR-T 拷贝数	托珠单抗（mg）	新冠核酸	糖皮质激素	司妥昔单抗（mg）	抗感染
2023-6-19	d10	37.6	>5 600	$9.95×10^4$					
2023-6-20	d11	36.7							
2023-6-21	d12	36.3							
2023-6-22	d13	36.1							停利奈唑胺，换头孢吡肟及康替唑胺
2023-6-23	d14	36.4	>5 600	$2.33×10^4$					
2023-6-30	d21	36.2	>5 600	$6.5×10^3$					2023-6-25 停康替唑胺 2023-6-27 停头孢吡肟
2023-7-7	d28	36.5	5 478	$1.97×10^3$		阳性			—

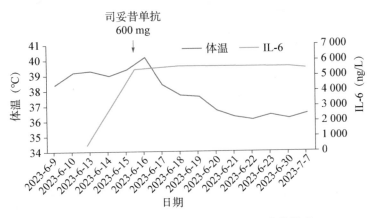

▲ 图 25-1　治疗过程中体温及 IL-6 变化情况

本例患者在回输后当天就出现发热,体温为 38.4℃,白细胞 0.54×10^9/L,处于粒细胞缺乏期,因此需要更多地考虑为感染的可能性,完善降钙素原、C 反应蛋白、G(1,3)-β-D 葡聚糖试验(G 试验)、半乳甘露聚糖抗原试验(GM 试验)、血培养及新冠病毒核酸检测,因患者既往有腹泻病史,且口服康替唑胺治疗有效,经验性继续加用康替唑胺、卡泊芬净及美罗培南治疗,但患者体温未得到控制,且在回输后第 4 天患者细胞因子 IL-6 为 229.36 ng/L,较前升高,新冠病毒为阳性,N 基因 CT 值为 36.37,加用奈马特韦/利托那韦治疗,并间断应用退热药物控制体温。在回输后第 6 天,也就是患者发热的第 7 天,应用奈马特韦/利托那韦的第 3 天,患者新冠病毒 N 基因 CT 值为 26.32,无论是感染还是 CAR-T 细胞治疗后的 CRS,都有可能引起机体器官损伤。因仍有发热,停用康替唑胺,先后换用达托霉素、利奈唑胺继续抗感染治疗,同时应用托珠单抗,但体温没有得到控制,反而由 39.4℃ 升至 40.2℃。为了减少激素对机体免疫力的进一步抑制,我们在回输 CAR-T 细胞后的第 7 天,使用司妥昔单抗,后体温经历 38.4、37.7、36.7℃,逐步降至正常。新冠病毒 N 基因 CT 值经历 33.56、30.9、33.32、37.43(逐步接近阴性)。

⊕ 讨论和思考

靶向 BCMA CAR-T 细胞治疗的出现,彻底改变了复发/难治多发性骨髓瘤(R/RMM)的治疗格局。

BCMA CAR-T 细胞治疗多发性骨髓瘤的不良事件与其他 B 细胞肿瘤相似,主要为 CRS、神经毒性(NT)、血液学毒性和免疫学毒性。随着临床经验的不断积累及规范化管理,不良反应的危险性已大大降低,绝大多数的不良事件是可控的。

本例患者在回输 CAR-T 细胞后当天出现发热,体温为 38.4℃,不符合常规 CRS 出现的时间(第 3～7 天),且当日血常规白细胞 0.54×10^9/L,处于粒细胞缺乏期,因此需要更多地考虑为感染的可能性,完善降钙素原、C 反应蛋白、G 试验、GM 试验、血培养及新冠病毒核酸检测,确诊新冠病毒感染。在积极抗感染及联合 IL-6 受体单克隆抗体治疗时,体温仍没有得到控制,为了减少激素对机体免疫力的进一步抑制,我们在回输 CAR-T 细胞后的第 7 天,使用司妥昔单抗,它是 IL-6 的抗体,既可以改善 CAR-T 细胞治疗后的炎症反应,又可以控制新冠病毒引起的重度炎症反应,并且不会影响 CAR-T 细胞的扩增(第 10 天 CAR-T 细胞拷贝数较第 7 天上升了一个数量级),起到了一箭三雕的作用。

从这个病例可以看出,我们在给发热患者寻找病因时,要把新冠病毒引起的感染考虑在内。经济能力允许时可以取感染部位的标本,进行二代测序检测。司妥昔单抗在控制各种原因引起的重度细胞炎症反应方面有其独特的优势,我们应该利用好这把利剑。

(河北燕达陆道培医院　张改玲)

专家　点评

IL-6 作为细胞因子相关症状和 ICANS 的主要致病因素之一。目前上市的 IL-6 相关抑制物是上市很久的托珠单抗和目前新上市的司妥昔单抗。托珠单抗已经广泛应用于临床,控制 CRS 效果较好。但无论是从文献还是我们在临床实践中都发现,托珠单抗并不能非常有效地控制 ICANS

的发生。而司妥昔单抗,其治疗机制与托珠单抗不同,托珠单抗作用的是 IL-6 的受体,而司妥昔单抗直接作用于 IL-6,不但可以抑制与抗体结合的 IL-6,也可以直接和游离的 IL-6 结合,从而降低血液中 IL-6 的浓度。我们希望随着血浆中 IL-6 的浓度下降,使得通过血-脑屏障的脑积液中的 IL-6 水平下降,从而减少神经相关毒性的发生。但目前的相关文献,没有明确的循证医学证据证实司妥昔单抗可以减少 ICANS 的发生率。

　　本例患者,白种人,为复发的多发性骨髓瘤,10 年病史。BCMA CAR-T 细胞治疗后出现明显的 CRS 反应,托珠单抗未能有效控制 CRS。另外,患者合并新冠病毒活动性感染。为了减少激素对机体免疫力的进一步抑制,我们在回输 CAR-T 细胞后的第 7 天使用了司妥昔单抗,希望观察其是否可以控制 CRS 反应,减少 ICANS 的发生,同时也可以控制新冠病毒引起的重度炎症反应。事实证明,这例患者应用司妥昔单抗后,有效控制了 CRS 反应,没有发生 ICANS,同时新冠病毒感染也逐渐康复(同时服用了抗病毒药物)。我们发现,司妥昔单抗不会影响 CAR-T 细胞的扩增(第 10 天 CAR-T 细胞拷贝数较第 7 天上升了一个数量级),说明司妥昔单抗安全性好,是一个 CAR-T 细胞治疗后控制相关不良反应的很好选择。

（河北燕达陆道培医院　张　弦）

主要参考文献

[1] 中华人民共和国国家卫生健康委员会.新型冠状病毒感染诊疗方案

（试行第十版）[J]. 中华临床感染病杂志,2023,16(1):1－9.

[2] HAANEN J, OBEID M, SPAIN L, et al. Management of toxicities from immunotherapy: ESMO clinical practice guideline for diagnosis, treatment and follow-up [J]. Ann Oncol, 2022,33(12): 1217－1238.

[3] KISHIMOTO T. IL－6: from arthritis to CAR-T-cell therapy and COVID－19 [J]. Int Immunol, 2021,33(10):515－519.

26 "叛逆"少年，路在何方

—— 急性 T 细胞白血病 CAR - T
细胞治疗后应用司妥昔单抗
降低 CRS 反应病例分享

 病例介绍

患者，男性，14 岁。以"颈部肿物"起病。

2022 - 3 - 3 就诊于福建医科大学附属协和医院。查血常规：白细胞 $56.58×10^9$/L，血红蛋白 164 g/L，血小板 $57×10^9$/L。骨髓形态：原幼淋占 62%。骨髓病理：急性淋巴细胞白血病（T 细胞系）。免疫组化：CD（3＋）、TDT（3＋）、Bcl（2＋）、CD34－、MPO－、CD117－、CD79a。免疫分型：53.3% 细胞不同程度地表达 CD2、CD5、CD4、CD38、cCD3、TDT、CD99，不表达 CD3、CD8、CD1a，为幼稚 T 细胞、急性淋巴细胞白血病（T - ALL）可能。染色体：未见异常；融合基因：SIL - TAL1 阳性。淋系突变基因：PTPN（26.8%），NOTCH1（31.9%）。

外院治疗方案见表 26 - 1。

表 26 - 1 外院治疗方案

日期	化疗方案	形态学评估	MRD	SIL - TAL1
2022 - 3 - 11	VDLP（VCR 2 mg × 4；DNR 40 mg × 2；Peg - Asp 3 520 IU × 2；Pred 50 mg，每日 2 次×24)	62%	53.3%	14.31%

（续表）

日期	化疗方案	形态学评估	MRD	*SIL-TAL1*
2022-4-6	CAM（CTX 1.85 g, d1; Ara-C 0.093 g, q12 h×7; 6-MP 110 mg×7）	完全缓解	0	0
2022-5-6	CATL（CTX 1.85 g×1; Peg-Asp 3 400 IU×1; Ara-C 0.093 g, q12 h×7; 6-MP 110 mg×7）			
2022-6-20	HD（MTX 5.5 g＋6-MP）			

注：MRD，微小残留病（minimal residual disease）；VCR，长春新碱；DNR，柔红霉素；Peg-Asp，培门冬酶；Pred，泼尼松；CTX，环磷酰胺；Ara-C，阿糖胞苷；6-MP，巯嘌呤；MTX，甲氨蝶呤。

2022-7-26 因自觉颈部淋巴结、腮腺及右侧眼眶肿大，再次就诊于福建医科大学附属协和医院，眼眶增强 MRI 提示不除外白血病髓外浸润可能；2022-7-26 查骨髓形态：幼稚淋巴细胞占 25%。

2022-7-29 第 1 次就诊于我院。查血常规：血细胞 $136.35×10^9$/L，血红蛋白 143.3 g/L，血小板 $88.9×10^9$/L。骨髓形态：原幼淋占 77%。免疫分型：63.84% 有核细胞表达 $CD7^{bri}$、cCD3、CD38、CD5、CD2、$CD99^{bri}$、HLA-ABC、cBcl-2，为恶性幼稚 T 细胞。染色体：46，XY[4]。融合基因筛查：*SIL-TAL1* 阳性、*DIAPH1-PDGFRB* 阳性。基因突变：① *NOTCH1* Q2444 * 突变阳性。② *PTEN* E242 *、* 404Wext * 8 和 * 404Wext * 17 突变阳性。患者明确 T-ALL 复发。

我院治疗方案见表 26 - 2。

表 26 - 2　我院治疗方案

日期	化疗方案	形态学评估	MRD	SIL-TAL1	DIAPH 1-PDGFRB
2022 - 8 - 3	VILD(VDS 4 mg×4；IDA 10 mg×3；L - ASP 1 万 IU×8；Dex 9 mg,q12 h×18；5 mg, q12 h×10)	77%	63.84%		
	8 - 16(d15)后加达沙替尼	完全缓解	0.31%	0	16.54%
2022 - 8 - 30	CATL(CTX 0.5 g,q12 h×2；Ara - C 0.2 g×8,L - ASP 1 万 IU×10；6 - MP 100 mg×14)＋达沙替尼	完全缓解	0	0	0.4%
2022 - 10 - 17	西达本胺＋维奈克拉＋地西他滨	完全缓解	0	0.045%	4.941%

注:VDS,长春地辛;IDA,去甲氧柔红霉素;L - ASP,左旋门冬酰胺酶;Dex,地塞米松。

2022 - 11 - 1 PET/CT 示:全身骨骼——脊柱、双侧肩胛骨、肋骨、骨盆及四肢骨髓腔内放射性分布不均匀增高,代谢程度较前明显增加,范围较前增大,考虑骨髓浸润可能,结合骨穿评价;全身多发大小不等淋巴结,数量较前增多,体积较前增大,代谢较前明显增强,累及上颌部、颈部、锁骨区、腹腔内、腹膜后、盆腔,考虑淋巴结浸润,较大者位于右侧颈动脉鞘旁;左侧胸锁乳突肌下、左侧颈后三角区、锁骨区及双侧腋窝淋巴结数量较前明显减少,部分淋巴结体积较前缩小,考虑治疗后改变可能;双侧腮腺密度不均较前明显,多发结节融合表现,代谢活性摄取较前明显增高,考虑腮腺淋巴结受累;双侧口咽顶侧壁,双侧颌下腺代谢活性对称性增高,首先考虑生理性摄取或炎症,随访除外白血病浸润可能。

❀ 诊断及危险度分层

(1) 急性淋巴细胞白血病(T 细胞型)伴 *SIL-TAL1*、*DIAPH1-PDGFRB* 阳性。

(2) 急性白血病多发髓外浸润。

❀ CAR-T 细胞治疗经过

患者及其监护人签署 CAR-T 细胞治疗临床试验知情同意书。

2022-11-2 予 CLAGE 方案(克拉屈滨 10 mg×4,阿糖胞苷 1 g×4,依托泊苷 0.1 g×1、0.2 g×2)化疗减瘤。

2022-11-8 予 FC 方案(氟达拉滨 50 mg×3,环磷酰胺 0.6 g×3)化疗。

2022-11-13 患者出现发热,予抗感染治疗。

2022-11-14 查骨髓微小残留病(MRD)33.28%,*SIL-TAL1* 定量 3.577%,*DIAPH1-PDGFRB* 定量 257.957%。

2022-11-14 回输 CD7 CAR-T 细胞 $1×10^6$/kg。

【不良反应检测及处理】不良反应检测及处理见表 26 - 3。

表 26 - 3　第 1 次 CAR - T 细胞回输后不良反应检测及处理

日期	回输天数	监测指标				治疗			
		体温(℃)	IL-6(ng/L)	白细胞(×10^9/L)	CD7CAR拷贝数	新冠病毒核酸	糖皮质激素	单抗	抗感染
2022-11-15	1	37.0	9.18	0.1	0	阴性			美罗培南、万古霉素、伏立康唑
2022-11-16	2	37.6		0.04		阴性			
2022-11-17	3	37.2		0.14					
2022-11-18	4	37.0	9.18	0.18	0	阴性			
2022-11-19	5	36.8		0.19		阴性			
2022-11-20	6	36.8		0.27		阴性			
2022-11-21	7	36.8		0.27	0.62%	阴性			
2022-11-22	8	36.9		0.84		阴性			
2022-11-23	9	36.7	76.24	3.43	0.75%	阴性			
2022-11-24	10	39.1		61.7 133.4 136.75		阴性			
2022-11-25	11	39.5	134.77	102.35	0.08%	阴性			

患者白细胞计数于 2022 - 11 - 23 开始升高,2022 - 11 - 24 急速倍增到 136.75×10^9/L,考虑肿瘤急速进展,CAR - T 细胞治疗失败,予阿糖胞苷、米托蒽醌脂质体化疗后进行第 2 次回输(表 26 - 4,图 26 - 1)。

表26-4 不良反应监测及处理

| 日期 | 回输天数 | 监测指标 | | | | | 治疗 | | |
		体温(℃)	IL-6(ng/L)	白细胞	CD7CAR拷贝数	新冠病毒核酸	糖皮质激素	单抗	抗感染
2022-12-5	d0	37.0	3.97	0.04	0	阴性			
2022-12-6	1	39.0		0.03		阴性			
2022-12-7	2	38.8		0.04		阴性			
2022-12-8	3	39.3		0.06		阴性			
2022-12-9	4	40.5	30.52	0.08	0				
2022-12-10	5	39.3		0.14				托珠单抗 160 mg	
2022-12-11	6	39.0		0.22		阴性			
2022-12-12	7	39.5	4417.53	0.25	0.09%	阴性			
2022-12-13	8	39.5		0.24					
2022-12-14	9	37.6	>5600	0.44	0.02%	阴性	甲泼尼龙 40 mg	司妥昔单抗 600 mg	
2022-12-15	10	37.0		0.05					
2022-12-16	11	38.0	>5600	0.08	0.11%				
2022-12-17	12	36.9		0.12					
2022-12-18	13	36.8		0.09					
2022-12-19	14	37.0	>5600	0.11	0.77%				
2022-12-20	15	37.0		0.09					
2022-12-21	16	36.8	>5600	0.08	0.41%				
2022-12-22	17	36.7		0.13					

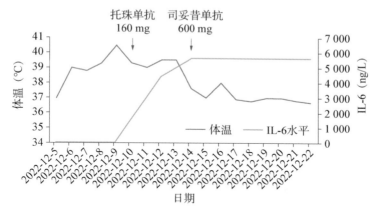

▲ 图 26-1　治疗过程中体温及 IL-6 水平变化情况

患者为急性淋巴细胞白血病(T 细胞型)伴 *SIL-TAL1*、*DIAPH1-PDGFRB* 阳性,白细胞较高且伴有多发髓外浸润,肿瘤恶性程度极高,第 1 次回输 CAR-T 细胞后倍增缓慢,第 10 天患者白细胞出现急速升高(由 3.43×10^9/L 升高至 136.75×10^9/L),考虑第 1 次回输 CAR-T 细胞未扩增起来,治疗失败。予阿糖胞苷、米托蒽醌脂质体化疗后于 2022-12-5 进行第 2 次回输,回输后即出现高热,监测 IL-6 逐步升高(IL-6>5 600 ng/L)、CAR 比例缓慢上升,予抗感染、托珠单抗效果欠佳,患者连续 1 周体温高热至 39℃,2022-12-14 查 CAR 为 0.02%(比例较低下)。为避免损伤 CAR-T 细胞、尽量减少应用激素,遂予司妥昔单抗治疗,后患者体温即降至正常范围。

🔅 讨论和思考

该患者为少年,属青春叛逆期,主观意识较强,依从性较差。患者病情复发第 1 次入我院时即建议其缓解后行骨髓移植,担心其移植后无法规律口服抗排异药物及按规定饮食,与患者父母沟通后决定化疗。

患者再次复发后行 CAR－T－CD7 免疫治疗,CAR－T 细胞扩增缓慢但肿瘤细胞倍增极快,第 1 次回输后第 10 天肿瘤细胞即飞速倍增,再次化疗后予第 2 次回输,回输后患者即出现高热,予托珠单抗、抗感染治疗体温未得到控制,予司妥昔单抗结合降低 IL－6 治疗后效果明显,患者体温降至正常范围,CAR－T 细胞未受影响仍呈缓慢倍增趋势。

（河北燕达陆道培医院　石延泽）

专家点评

IL－6 是细胞因子相关症状和 ICANS 的主要致病因素之一。目前上市的 IL－6 相关抑制物是上市很久的托珠单抗和目前新上市的司妥昔单抗。托珠单抗已经广泛应用于临床,控制 CRS 效果较好。但是无论在文献还是在临床实践中都发现,其并不能非常有效地控制 ICANS 的发生。而司妥昔单抗,其治疗机制与托珠单抗不同,托珠单抗作用的是 IL－6 的受体,而司妥昔单抗直接作用于 IL－6,不但可以抑制与抗体结合的 IL－6,也可以直接和游离的 IL－6 结合,从而降低血液中 IL－6 的浓度。本例患者,复发急性 T 细胞白血病,行 CD7 CAR－T 细胞治疗后:第 1 次 CAR－T 细胞治疗后肿瘤细胞倍增极快,无效;第 2 次 CAR－T 细胞治疗后出现 CRS 反应,应用托珠单抗后体温不能得到有效控制,而且 IL－6 水平很高,超过检测上限,但是 CAR－T 细胞并没有看到明显扩增(第 9 天 CAR－T 细胞比例为 0.02%)。我们一方面担心 CRS 过重导致生命危险,另一方面担心早期应

用激素会损伤还没有扩增起来的 CAR - T 细胞,所以给予司
妥昔单抗。患者此后 CRS 有所好转,CAR - T 细胞比例有所
上升。另外,患者没有出现中枢神经毒性,说明司妥昔单抗
不但可有效控制 CRS,而且不影响 CAR - T 细胞扩增。

(河北燕达陆道培医院　张　弦)

主要参考文献

[1] SANTOMASSO B D, NASTOUPIL L J, ADKINS S, et al. Management of immune-related adverse events in patients treated with chimeric antigen receptor T-Cell therapy: ASCO guideline [J]. J Clin Oncol, 2021, 39(35):3978 - 3992.

[2] HAANEN J, OBEID M, SPAIN L, et al. Management of toxicities from immunotherapy: ESMO clinical practice guideline for diagnosis, treatment and follow-up [J]. Ann Oncol, 2022, 33(12): 1217 - 1238.

27 "烦躁不安"的困扰
——司妥昔单抗快速控制
CAR-T 细胞治疗后 CRS/CRES 的青少年病例一例

病例介绍

患者,男性,17 岁。以"面瘫,高白细胞,肌酐升高"起病。

2023-2-13 查血常规:白细胞 231.6×10^9/L,血红蛋白 137 g/L,血小板 98×10^9/L。外周血分类提示原始细胞占 86%。骨髓免疫分型回报:异常细胞占有核细胞的 40.02%,表达 CD7、TDT、CD99、CD2、CD5、CD38,部分表达 cCD3、CD4、CD8,不表达 mCDE、CD1a、TCL-1、CD52、CD117、CD13、CDD34、CD56、CD57,为异常 T 淋巴母细胞,符合急性 T 细胞白血病(Pre T-ALL)表型。染色体:46,XY,t(8;14)(q24;q11.2)。骨髓融合基因:阴性。

外院治疗过程见表 27-1。

2023-4-26 因复发转入我院,所做检测报告见图 27-1。

主诉:颈部疼痛伴左上肢不适,腰部疼痛伴双下肢麻木。

查体:左侧鼻唇沟变浅,左侧额纹消失,伸舌居中;脾脏可触及肿大,肋下约 3 cm。

表 27 - 1 外院治疗过程

日 期	方 案	形态学评估	BM-FCM	CSF-FCM
2023-2-13	Dex＋CTX＋VDS	88%	40.02%	
2023-2-16	VDLD(VDS 4 mg×4;DNR 40 mg, d1～d6;Peg - Asp 1 875 IU×2;Dex 10 mg/ m²×28)			
2023-3-3	腰穿＋鞘注			阳性
2023-3-31	HD - MTX ＋ VL MTX 8 g, d1, 15; VDS 4 mg, d1, 15; Peg - Asp, d5。	完全缓解	异常 T 细胞占 30.71%	阳性
	自发病共行腰穿 9 次			
2023-4-18	腰穿＋鞘注			

注:BM - FCM,骨髓流式细胞术;CSF - FCM,脑脊液流式细胞术。

血常规:白细胞 122.42×10⁹/L,血红蛋白 80.50 g/L,血小板 122.80×10⁹/L。

外周血分类:原始细胞占 92%。

外周血免疫分型(流式细胞术):86.5%细胞为恶性幼稚 T 细胞,表达 CD7。

外周血染色体核型分析:46,XY,t(8;14)(q24.1; q11.2)[13]/46,XY[1]。

外周血白血病常见及少见融合基因检测(二代测序): 阴性。

荧光原位杂交检验诊断报告

SN：23050403620　　　TN：0000226576　　　标本采集时间：

姓名：	病案号：000019467	编　号：NF-23309
性别：男	床　号：008	申请医师：
年龄：17岁	病　区：血液一病区（B区）	医　院：
诊断：急性淋巴细胞白血病		核收时间：
备注：用上次染色体标本加做		标本类型：外周血

检测内容：FISH组合（T-ALL高危8探针）

探针名称	探针颜色	对应染色体位点
MYC基因双色断裂分离探针	黄色	8q24.1
CDKN2A/CEP9位点特异探针	红色/绿色	9p21
TLX3基因双色断裂分离探针	黄色	5q35.1
NUP214::ABL1位点特异探针	红色	9q34.1
TRA/D基因双色断裂分离探针	黄色	14q11.2
EVI1基因双色断裂分离探针	黄色	3q26.2
TLX1基因双色断裂分离探针	黄色	10q24
TP53/CEP17位点特异探针	红色/绿色	del(17)(p13.1)

计数细胞类型：间期细胞　　　计数细胞数量：500个

检测结果：

项目	结果	正常阈值
MYC基因	未见异常	<3.30%
CDKN2A/CEP9	未见异常	<1.28%
TLX3基因	未见异常	<1.80%
NUP214::ABL1	未见异常	<1.00%
TRA/D基因	TRA/D基因分离信号间期核占92%	<7.81%
EVI1基因	未见异常	<3.81%
TLX1基因	未见异常	<2.98%
TP53/CEP17	未见异常	<3.02%

检测诊断/结论：

综合分析各探针结果，TRA/D基因分离信号间期核占92%，MYC基因信号正常，结合本次标本的染色体结果[t(8;14)(q24.1;q11.2)]，提示14号染色体断裂点(q11.2)累及TRA/D基因结构异常，8号染色体断裂点(q24.1)未累及MYC基因结构异常。其余探针未见异常。

备注：

用2023-4-27染色体外周血标本(231791)悬液

检验者：　　　　　审核者：　　　　　报告时间：

A

染色体报告单

SN: 23042702687　　　　TN: 0000226576　　　　标本采集时间:

姓名:	病案号: 000019467	标本编号: 231791
性别: 男	床　号: 008	申请医师:
年龄: 17岁	病　区: 血液一病区(B区)	医　院:
诊断: 急性淋巴细胞白血病		核收时间:
备注:		标本类型: 外周血

检测内容: 染色体核型分析

检测方法:

细胞培养方法: 短期培养法 (24小时)
染色体显带方法: G显带
核型分析参照: An International System for Human Cytogenomic Nomenclature (2020)
　　　　　　　　(ISCN 2020)

检测结果:

核型:
46,XY,t(8;14)(q24.1;q11.2)[13]/46,XY[1]

检测结果提示:

分析14个核型, 13个异常男性核型, 1个正常核型, 克隆性异常为8号和14号染色体相互易位。
t(8;14)(q24.1;q11.2)可导致TRA/D::MYC融合基因形成, 提示预后不良。

检验者:　　　　　　审核者:　　　　　　报告时间:

B

▲ 图 27-1　染色体核型分析及 FISH 组合(T-ALL 高危 8 探针)检
　　　　　查报告

> 血液肿瘤突变组分析(86 种):CCND3。
>
> FISH 组合(T‐ALL 高危 8 探针):*TRA/D* 基因分离信号间期细胞核占 92%。
>
> 颅脑 MRI:未见异常。

❀ 诊断及危险度分层

急性 T 细胞白血病,中枢神经系统白血病。

❀ CAR‐T 细胞治疗经过

2023‐4‐26 予阿糖胞苷 0.2 g+地塞米松 10 mg 化疗。

2023‐4‐27 予地塞米松 10 mg/m² ×5;阿糖胞苷 0.5 g,每日 2 次×1+维奈克拉 100 mg 化疗。

2023‐5‐1 血常规:白细胞 1.02×10^9/L,血红蛋白 65.2 g/L,血小板 92×10^9/L。考虑到患者行 CAR‐T 细胞治疗需采集细胞,停用激素化疗,继续口服维奈克拉。

2023‐5‐4 外周血分类:2.0% 幼稚淋巴细胞。化疗后一般情况好转。

2023‐5‐4 患者及其监护人签署 CAR‐T 细胞治疗临床试验知情同意书。

2023‐5‐6 白细胞升至 12.46×10^9/L,当天采集淋巴细胞培养 CAR‐T 细胞。

2023‐5‐6 予 CLAG+IDA 方案桥接减瘤治疗。具体用药:克拉屈滨 10 mg×5;阿糖胞苷 0.5 g×5;去甲氧柔红霉素 10 mg×2。

2023-5-8 CSF-FCM 阴性。

2023-5-17 予 FC 方案预处理。具体:氟达拉滨 50 mg× 3;环磷酰胺 0.4 g×3。

2023-5-22 回输 CD7-CAR-T 细胞 1×10⁶/kg。血常规: 白细胞 0.04×10⁹/L,血红蛋白 57.00 g/L,血小板 13.10×10⁹/L。

2023-5-26 患者出现间断恶心、呕吐,头晕。血常规:白 细胞 2.81×10⁹/L,血红蛋白 65.10 g/L,血小板 91.30×10⁹/L。 外周血分类:29.0%幼稚淋巴细胞。

2023-5-27 外周血分类:55.0%。考虑肿瘤细胞飙升, CAR-T 细胞未检测到。第 1 次 CAR-T 细胞治疗失败。予 阿糖胞苷 0.5 g×2,1 g×2;依托泊苷 0.1 g×3 减瘤化疗。

2023-5-31 予 FC 方案化疗。具体:氟达拉滨 50 mg×3; 环磷酰胺 0.8 g×3。

2023-6-5 第 2 次回输 CD7-CAR-T 细胞 2.3× 10⁶/kg。

【不良反应检测及处理】见图 27-2,表 27-2。

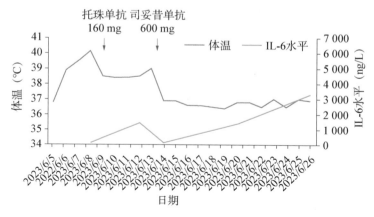

▲ 图 27-2 治疗过程中体温及 IL-6 变化情况

表27－2 不良反应检测及处理

日期	回输天数	当日最高体温(℃)	白细胞(×10⁹/L)	CAR-T细胞比例(%)	CAR-T细胞绝对值	外周血CD7+T细胞比例(%)	IL-6 (ng/L)	意识状态	抗感染	托珠单抗(mg)	司妥昔单抗(mg)	糖皮质激素(mg)
									监测项目			治疗
2023-6-5	d0	36.8	0.36	0								
2023-6-6	d1	38.9	0.54									
2023-6-7	d2	39.5	0.41						美罗培南、万古霉素、卡泊芬净			
2023-6-8	d3	40.2	0.28	0.09	3.02×10^{3}	76.9	96.92			160		
2023-6-9	d4	38.5	0.1									
2023-6-10	d5	38.4	0.08									
2023-6-11	d6	38.4	0.08									
2023-6-12	d7	38.5	0.08	33.69	2.43×10^{6}	28.6	1 409.62	频躁不安、ICE 1分				Pred20, Dex12
2023-6-13	d8	39	0.15					频躁不安、ICE1分			500	Pred80, Dex10
2023-6-14	d9	36.9	1.26	81.38	3.37×10^{9}	0	96.92					Pred40, q12 h
2023-6-15	d10	36.9	5.09									Pred40, q12 h

（续表）

日期	回输天数	当日最高体温(℃)	白细胞(×10⁹/L)	监测项目					治疗			
---	---	---	---	CAR-T细胞比例(%)	CAR-T细胞绝对值	外周血CD7+T细胞比例(%)	IL-6(ng/L)	意识状态	抗感染	托珠单抗(mg)	司妥昔单抗(mg)	糖皮质激素(mg)
2023-6-16 d11		36.6	5.56									Pred 40, q12h
2023-6-17 d12		36.6	3.13									Pred 40, q12h
2023-6-18 d13		36.5	2.52									Pred 40, q12h
2023-6-19 d14		36.4	2.79									Pred 40, q12h
2023-6-20 d15		36.8	3.61	92.92	7.25×10⁸	0	1378.16					
2023-6-21 d16		36.8	3.18									
2023-6-22 d17		36.5	3.08									
2023-6-23 d18		37	1.5									
2023-6-24 d19		36.5	2.14									
2023-6-25 d20		37	1									
2023-6-26 d21		36.9	1.68	86.21	4.46×10⁸	0	3310.45					

注：ICE，免疫细胞相关脑病评分。

第 2 次细胞回输后第 1 天患者即出现发热,此时患者处于粒细胞缺乏期,感染风险极大,行血培养及相关感染指标检测,在未排除感染前提下经验性应用抗感染治疗。并予非甾体抗炎药对症治疗,患者体温未控制,热度增加,IL－6 升高,考虑存在 CRS,遂予托珠单抗治疗,应用后体温一度下降后再次升高,白细胞进一步下降,考虑 CAR－T 细胞有效杀伤肿瘤细胞;回输第 7 天 CAR－T 细胞比例上升,IL－6 进一步升高,并出现 CAR－T 细胞相关性脑病综合征(CRES)1 级〔患者出现烦躁,无法全部正确回答问题,免疫细胞相关性脑病评分(ICE)为 1 分〕,及时予激素治疗;第 8 天 ICE 评分仍为1 分(烦躁,无法全部正确回答问题),在激素基础上加用司妥昔单抗治疗;第 9 天患者意识清楚,体温控制,IL－6 水平下降。

CAR－T 细胞治疗第 15 天:BM－FCM、CSF－FCM 阴性。

CAR－T 细胞治疗第 28 天:BM－FCM、CSF－FCM 阴性,CRS 1 级,CRES 1 级。

讨论和思考

CD7 CAR－T 细胞治疗在复发难治的急性 T 细胞白血病治疗上取得了惊人的成绩,给此类患者带来了新的希望,CD7 CAR－T 细胞与 CD19 CAR－T 细胞在回输后 CRS 反应上表现相似。

本例患者肿瘤细胞恶性程度高,第 1 次回输后肿瘤负荷倍增极快,CAR－T 细胞尚未有效增殖就被消耗掉了,及时再次行化疗降低肿瘤负荷,并行第 2 次自体 CAR－T 细胞回输,虽为 2 次回输,但 CAR－T 细胞有效扩增,取得了良好的抗肿瘤效果;

同时也带来了相应的 CRS 与 CRES:高热,IL-6 升高。为避免过早应用激素,先予托珠单抗控制 CRS,但体温未得到有效控制,同时出现了烦躁、无法正确回答问题等 CRES 表现,加用司妥昔单抗后 IL-6 下降,体温控制,患者意识清楚。托珠单抗为重组人源化抗 IL-6 受体单克隆抗体,可与可溶性和膜结合的 IL-6 受体结合,抑制 IL-6 介导的信号转导,获批控制 CRS 的适应证;而司妥昔单抗与人类 IL-6 结合,从而阻止 IL-6 与可溶性和膜结合的 IL-6 受体结合,从根本上阻断了 IL-6 升高带来的一系列反应,同时可能降低中枢系统 IL-6 水平,从而减轻 CRES 反应。通过本病例我们可以看到司妥昔单抗可有效降低 IL-6 水平,控制 CRES 与 CRS 反应。相较于托珠单抗,司妥昔单抗对 CRES 的治疗可能有优势。

(河北燕达陆道培医院　李文倩)

专家 点评

IL-6 是细胞因子相关症状和 ICANS 的主要致病因素之一。在治疗过程中,希望随着血浆中 IL-6 的浓度下降,使得通过血-脑屏障的脑积液中的 IL-6 水平下降,从而减少神经相关毒性的发生。目前的相关文献,没有明确的循证医学证据证实司妥昔单抗可以减少 ICANS 的发生率。

本例患者为复发急性 T 细胞白血病,行 CD7 CAR-T 细胞治疗后,托珠单抗未能有效控制 CRS,也出现了早期的 ICANS 表现,如认知障碍,头痛剧烈。应用司妥昔单抗后,后期并没有出现脑病,而且 CRS 得到有效控制。说明司妥昔单抗不单是控制 CRS 的有效药物,也可能是控制 ICANS

的有效药物。由于目前相关证据较少，今后需要积累更多
的病例。

（河北燕达陆道培医院　张　弦）

主要参考文献

［1］FERREROS P, TRAPERO I. Interleukin inhibitors in cytokine release syndrome and neurotoxicity secondary to CAR – T therapy［J］. Diseases, 2022, 10(3):41.

［2］THOMPSON J A, SCHNEIDER B J, BRAHMER J, et al. Management of immunotherapy-related toxicities, version 1. 2022, NCCN clinical practice guidelines in oncology［J］. J Natl Compr Canc Netw, 2022, 20(4):387 – 405.

［3］HAANEN J, OBEID M, SPAIN L, et al. Management of toxicities from immunotherapy: ESMO clinical practice guideline for diagnosis, treatment and follow-up［J］. Ann Oncol, 2022, 33(12):1217 – 1238.

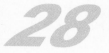

28 "消失"的造血功能
—— CAR - T 细胞治疗后造血功能
衰竭一例

 病例介绍

患者,女性,54 岁。

2021 - 1 - 27 因腹部不适就诊于当地医院。查血常规:白细胞 $104 \times 10^9/L$,血红蛋白 119 g/L,血小板 $77 \times 10^9/L$。骨髓细胞学检查:有核细胞增生极度活跃,淋巴系异常增生,原淋＋幼淋占 84%。流式免疫表型:原始细胞占有核细胞的 90.5%,表达 HLA - DR、CD19、CD22、CD38、CD58、CD123、cCD79a、TdT,部分表达 CD34。染色体:46,XX,t(4;11)(q21;q23)[17]/46,XX[3]。融合基因:MLL/AF4 阳性。诊断为:急性淋巴细胞白血病高危型,伴 MLL/AF4 融合基因表达。

2021 - 2 - 1 给予 VDCP 方案化疗,化疗后完全缓解,流式检测残留阴性。随后于 2021 - 3 - 15 给予 Hyper - CVAD - B 方案、2021 - 4 - 20 给予 Hyper - CVAD - A 方案、2021 - 5 - 27 给予 Hyper - CVAD - B 方案化疗,其间骨髓为完全缓解状态。2021 - 7 - 2 骨髓细胞学:增生活跃,淋巴系异常增生,原淋＋幼淋占 47%。流式免疫残留:

可见 73.39% 异常原始 B 淋巴细胞。*MLL/AF4* 融合基因阳性。提示疾病复发。

2021 - 7 - 3 开始行 VDCLP 方案化疗。2021 - 8 - 5 骨髓流式细胞术：可见 16.88% 异常原始 B 淋巴细胞。骨髓活检可见较多原始细胞。2021 - 8 - 31 为行 CAR - T 细胞治疗来我院。

❀ 诊断及危险度分层

急性淋巴细胞白血病复发（高危，伴 *MLL/AF4* 融合基因表达）。

❀ CAR - T 细胞治疗过程

2021 - 9 - 3 采集患者单个核细胞，单个核细胞 44.3×10⁹ 个。2021 - 9 - 4 给予环磷酰胺＋地塞米松＋巯嘌呤方案化疗降低白血病负荷。2021 - 9 - 23 给予 FC 方案预处理（氟达拉滨 30 mg/m²，第 1～4 天；环磷酰胺 500 mg/m²，第 1～2 天）。2021 - 9 - 27 骨髓形态：有核细胞增生极度减低，幼淋占比 0.74。2021 - 9 - 29 回输 CAR - T 细胞 0.47×10⁸ 个。

【不良反应监测及处理】

（1）输注 CAR - T 细胞后的 CRS 及治疗：2021 - 9 - 30（＋1 天）出现发热，体温 38.6℃，给予亚胺培南西司他丁钠＋伏立康唑片抗感染治疗；2021 - 10 - 2（＋3 天）出现发热、胸闷，指脉氧饱和度 98%，体重较基础体重增加 5.9 kg，IL - 6 131.5 ng/L，IL - 10 52.32 ng/L，IFN - γ 11.46 ng/L，给予托珠单抗针

480 mg（8 mg/kg）治疗；2021 - 10 - 3（+4 天）指脉氧饱和度 87%，IL - 6 488.82 ng/L，诊断为 CRS 2 级、毛细血管渗漏综合征，给予托珠单抗针 480 mg；2021 - 10 - 4（+5 天）IL - 6 升至 1 818.71 ng/L；2021 - 10 - 5（+6 天）IL - 6 降至 722.59 ng/L；2021 - 10 - 7（+8 天）出现癫痫大发作，IL - 6 1 722.76 ng/L，IL - 10 450.01 ng/L，IFN - γ 252.9 ng/L，考虑 ICANS，立即给予咪达唑仑、地西泮、苯巴比妥抗癫痫治疗，甘露醇降颅内压，托珠单抗、地塞米松、甲泼尼龙、芦可替尼及血浆置换治疗 CRS，凝血功能异常，输注冷沉淀和纤维蛋白原补充凝血因子；2021 - 10 - 8（+9 天）IL - 6 降至 85.03 ng/L，IL - 10 5.86 ng/L，IFN - γ 2.68 ng/L，再次给予地塞米松 10 mg，血浆置换 1 次，细胞因子水平继续下降。2021 - 10 - 19（+20 天）患者再次出现发热，最高体温 38.6℃，伴右侧面颊及牙龈肿痛，C 反应蛋白 6.97 mg/L，铁蛋白 3 981 μg/L，IL - 6 2 246.78 ng/L，IL - 10 67.39 ng/L，IFN - γ 9.7 ng/L，考虑颌面部软组织感染，给予亚胺培南西司他丁钠、利奈唑胺抗感染治疗，并给予托珠单抗针 480 mg 抗 IL - 6 治疗。治疗后 IL - 6 水平无明显下降，考虑其升高与感染相关性大，采取抗细菌、病毒、真菌等强联合治疗措施，IL - 6 持续处于较高水平，约 10 天后逐渐降至 163.97 ng/L。

输注 CAR - T 细胞后的细胞因子水平及主要治疗见图 28 - 1。

（2）CRS 后的血常规情况：2021 - 10 - 8（+9 天）白细胞最高升至 1.8×10⁹/L，2021 - 10 - 10（+11 天）降至 0.43×10⁹/L，此后 1 个月均<0.2×10⁹/L。持续给予人粒细胞刺激因子针、人血小板生成素等支持治疗，造血始终未恢复，后合并皮肤病毒感染；2021 - 11 - 5（+37 天）输注脐带间充质干细胞促进造血恢

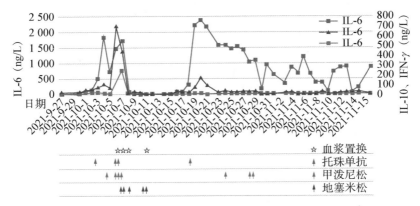

▲ **图 28-1 输注 CAR-T 细胞后细胞因子水平变化及主要治疗**

注：托珠单抗每剂为 8 mg/kg，甲泼尼龙每剂 40 mg，地塞米松每剂 10 mg。

复。+26 天、+37 天、+42 天分别行骨髓检查，均未见造血细胞、未见原始细胞，流式细胞术检测均为 CAR-T 细胞。为促进造血 2021-11-14(+46 天)输注脐血单个核细胞，共 1.5×10^8 个。2021-11-17（+49 天）输注脐血干细胞，有核细胞 15.56×10^8 个，$CD34^+$ 细胞 4.43×10^6 个。遗憾的是尚未观察到造血细胞重建，患者因合并严重皮肤、颌面部软组织、肠道及血流感染，抗感染治疗效果欠佳，患者家属放弃治疗后出院。

☺ 讨论和思考

　　CAR-T 细胞治疗后的 CRS、ICANS 的发病机制及治疗已有较多研究，并已形成一套成熟的处理方案。本病例在 CAR-T 细胞回输后第 3 天出现发热、体重增加、细胞因子增高，考虑出现 CRS，及时应用 IL-6 阻断剂进行治疗。糖皮质激素是补充托珠单抗治疗的有效方法，但可能影响 CAR-T 细胞治疗效果,因此未作为一线治疗措施。文献报道,由于司妥昔单抗降低 IL-6 和 sIL-6R 水平的能力很强,在患者对托珠单抗表现出耐药后,司妥昔单抗被可作为糖皮质激素良好的治疗替代药物。

本病例在 CAR-T 细胞回输后,造血持续未恢复,多次进行骨髓细胞学检查均未见造血细胞。2020 年纳哈斯(Nahas)等将这种骨髓衰竭综合征命名为 T 细胞治疗后持续的血细胞减少(persistent cytopenias after T-cell therapy,PCTT),并将其定义为输注 CAR-T 细胞后 42 天,中性粒细胞绝对数仍 < 0.5×10^9/L,或需要粒细胞刺激因子来维持中性粒细胞绝对数 > 0.5×10^9/L,其发生率高达 38%(8/21)。在 ZUMA-1 试验中,17%(18/108)的患者在输注 CAR-T 细胞后 3 个月或更长的时间出现 ≥3 级的血细胞减少,其病理生理机制尚不清楚,但未发生严重的后遗症。TRANSCEND NHL 001 试验中有 37%(100/269)的患者在输注 CAR-T 细胞后第 29 天仍有血细胞减少(包含任何级别),这样的血细胞减少在 ELIANA 试验中同样为 37%(28/75)。

开始淋巴清除性化疗时血小板 < 75×10^9/L(即骨髓储备受损)、CAR-T 细胞输注后当天或第 1 天的发生严重的 CRS(高水平的细胞因子对骨髓造成炎症损伤),是 PCTT 发生的独立危险因素。弗里德(Fried)等的研究发现,CAR-T 细胞治疗前曾进行造血干细胞移植和发生高级别的 CRS,是出现迟发性血液毒性的危险因素。而李阳玉等的研究对晚期血细胞减少(28 天之后)进行多因素分析,未发现相关危险因素。为减少 CAR-T 细胞治疗后血细胞减少的发生率和严重程度,美国国家癌症研究所(NCI)建议 CAR-T 细胞治疗前,需要血红蛋白 ≥80 g/L,在没有输血支持的情况下血小板 ≥45×10^9/L,在

没有造血支持下中性粒细胞≥$1×10^9$/L。

值得一提的是,在部分 PCTT 患者中,可能存在骨髓增生异常综合征(myelodysplastic syndrome,MDS);往往带有 MDS 特征性的遗传学异常。在梅奥诊所接受 CAR-T 细胞治疗的 189 例患者,有 10 例(5.3%)发生了治疗相关的髓系肿瘤[其中 8 例为 MDS,2 例为急性髓系白血病(acute myeloid leukemia,AML)],考虑为化疗后的免疫抑制环境或 CAR-T 细胞治疗产生的细胞因子风暴导致向 MDS 的选择性演变。

CAR-T 细胞治疗后的造血衰竭尚无成熟有效的治疗方案。在上述研究中,部分在随访期内未发生严重后遗症的患者仍采取支持治疗措施,而严重的造血衰竭或发生克隆演变的患者,有进行异基因造血干细胞移植的个案报道,可能会成为治疗该并发症的有效方案。

(河南省肿瘤医院 王 倩)

专家点评

本例患者为复发的急性淋巴细胞白血病,在 CAR-T 细胞治疗后出现严重的 CRS、ICANS,经抗 IL-6 及激素治疗,患者症状及细胞因子等指标得到控制,在随后的短期内再次发生的 IL-6 水平极速增高且持续较长时间,虽然经过抗 IL-6、激素及抗感染治疗最终得到有效控制,但发生难以恢复的造血功能衰竭。PCTT 病例在 CAR-T 细胞治疗后的患者中并不少见,值得我们关注。关于 PCTT 形成的原因及相应的预防措施尚不清楚。早期的 CRS 干预,如 IL-6 抗体及糖皮质激素的应用以防产生严重 CRS,可能是避免 PCTT 的关键。目前认为,异基因造血干细胞移植是挽救

CAR－T细胞治疗后造血衰竭或克隆演变的有效措施。

（河南省肿瘤医院　尹青松）

主要参考文献

［1］CHEN F, TEACHEY D T, PEQUIGNOT E, et al. Measuring IL－6 and sIL－6R in serum from patients treated with tocilizumab and/or siltuximab following CAR T cell therapy ［J］. J Immunol Met, 2016,434:1－8.

［2］FERREROS P, TRAPERO I. Interleukin inhibitors in cytokine release syndrome and neurotoxicity secondary to CAR－T therapy ［J］. Diseases, 2022,10(3):41.

［3］GUTIERREZ C, BROWN A R T, HERR M M, et al. The chimeric antigen receptor-intensive care unit (CAR－ICU) initiative: Surveying intensive care unit practices in the management of CAR T-cell associated toxicities ［J］. J Crit Care, 2020,58:58－64.

［4］NAHAS G R, KOMANDURI K V, PEREIRA D, et al. Incidence and risk factors associated with a syndrome of persistent cytopenias after CAR-T cell therapy (PCTT) ［J］. Leuk Lymphoma, 2020,61(4):940－943.

［5］LOCKE F L, GHOBADI A, JACOBSON C A, et al. Long－term safety and activity of axicabtagene ciloleucel in refractory large B-cell lymphoma (ZUMA－1): a single-arm, multicentre, phase 1－2 trial ［J］. Lancet Oncol, 2019,20(1):31－42.

［6］MAUDE S L, LAETSCH T W, BUECHNER J, et al. Tisagenlecleucel in Children and Young Adults with B-Cell Lymphoblastic Leukemia ［J］. N Eng J Med. 2018, 378 (5): 439－448.

［7］FRIED S, AVIGDOR A, BIELORAI B, et al. Early and late hematologic toxicity following CD19 CAR－T cells ［J］. Bone Marrow transplant, 2019,54(10):1643－1650.

[8] BRUDNO J N, KOCHENDERFER J N. Toxicities of chimeric antigen receptor T cells: recognition and management [J]. Blood, 2016,127(26):3321 - 3330.

[9] ALKHATEEB H B, MOHTY R, GREIPP P, et al. Therapy-related myeloid neoplasms following chimeric antigen receptor T-cell therapy for Non-Hodgkin Lymphoma [J]. Blood Cancer J, 2022,12(7):113.

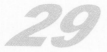

29 直击病因，异病同治
——司妥昔单抗治疗淋巴瘤患者重症
肺炎相关炎症反应

 病例介绍

患者，女性，65 岁。因乏力气促伴发热 1 周入院。

患者曾于 2022-12 因"胰头占位"行"胰十二指肠切除术"，术后病理明确诊断为弥漫大 B 细胞淋巴瘤（非生发中心型，ⅣB 期），随后于 2023-1-29 和 2023-2-21 接受 R-CHOP 方案（利妥昔单抗 600 mg，当天；环磷酰胺 1215 mg，第 1 天；长春地新 5 mg，第 1 天；脂质体多柔比星 50 mg，第 1 天；泼尼松 100 mg，第 1～5 天）化疗 2 个疗程。入院前 1 周患者受凉后出现发热（最高体温 38.9℃）伴乏力和气促，同时咳嗽、咳痰，痰色白，不易咳出，于当地医院行抗感染治疗（头孢曲松钠＋左氧氟沙星）后未见明显改善。患者既往有高血压及糖尿病史，规律服药，控制尚平稳。

体格检查发现患者消瘦和慢性病容，全身皮肤、黏膜未见黄染和出血点，浅表淋巴结也未触及肿大；双肺听诊呼吸音粗，闻及散在湿啰音；心率 100 次/分，心律齐，各瓣膜区未闻及杂音；腹部触诊肝、脾肋下未及，双下肢凹陷性水肿。

实验室检查示白细胞 10.51×10^9/L、C 反应蛋白 98.05 g/L 和红细胞沉降率 108.0 mm/h，均明显升高；谷草转氨酶 96 U/L、丙氨酸氨基转移酶 66 U/L，也高出正常范围；血肌酐 35 μmol/L，正常；细胞因子检测发现 IL-6 180.30 ng/L，明显升高。血气分析显示氧分压 79.5 mmHg，下降。呼吸道分泌物培养筛查发现肺炎链球菌和呼吸道合胞病毒。胸部 CT 检查提示两肺间质性肺炎和两侧胸腔少量积液(图 29-1)。

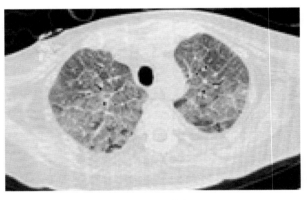

▲ 图 29-1 胸部 CT

❂ 诊断及危险度分层

(1) 间质性肺炎，I 型呼吸衰竭。

(2) 肝功能损害。

(3) 弥漫性大 B 细胞淋巴瘤(非生发中心型，ⅣB 期)。

⊗ 治疗过程

　　患者入院后给予甲泼尼龙(80 mg/d,静脉滴注)、恩替卡韦(0.5 mg/d,口服)、复方磺胺甲噁唑片(每次 0.96 mg,每日 3 次,口服)、亚胺培南西司他丁钠(每次 1 g,每 8 小时 1 次,静脉滴注)、头孢曲松(2 g/d,静脉滴注)、哌拉西林钠-他唑巴坦钠(每次 4.5 g,每日 3 次,静脉滴注)等治疗,同时监测炎症因子示 IL-6 水平明显升高,给予司妥昔单抗(每次 500 mg,静脉滴注)抗 IL-6 治疗,并强化支持治疗(高流量吸氧、白蛋白、纤维蛋白原和凝血复合物输注,以及保肝药物的应用等)。患者临床症状(乏力、气促和咳嗽、咳痰等)和血氧指标显著改善,炎症指标、肝功能和凝血指标逐步恢复(图29-2)。病情稳定后给予来那度胺(20 mg/d,口服)控制原发病。

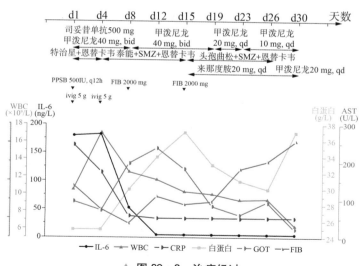

▲ 图 29-2　治疗经过

注:特治星,注射用派拉西林钠他唑巴坦钠;泰能,亚胺培南西司他丁钠;SMZ,复方磺胺甲噁唑片;PPSB,凝血酶原复合物;FIB,纤维蛋白原;ivig,静脉注射免疫球蛋白;CRP,C 反应蛋白。

😊 讨论和思考

肺部感染是弥漫大 B 细胞淋巴瘤患者接受免疫治疗后常见并发症，以间质性肺炎、急性呼吸窘迫和高炎症反应为特征的重症肺炎尤为凶险。近期临床研究显示，靶向调变 IL－6 信号转导通路可以有效抑制细胞因子介导高炎症反应，进而降低重症肺炎相关病死率，并改善肺功能。

IL－6 是由多种细胞（包括间皮细胞、单核细胞和巨噬细胞等）分泌，并具有多种生物学效应的细胞因子。研究显示，IL－6 是多种炎症性疾病和细胞因子风暴的关键驱动因子，其中包括类风湿关节炎、全身性幼年特发性关节炎、Castleman 病和 CRS 等。IL－6 水平在不同炎症性疾病中存在显著性差异，同时其水平与炎症程度呈正相关。在本病例治疗过程中，患者血浆 IL－6 水平随炎症反应加剧而逐步飙升，密切监测 IL－6 等细胞因子水平，及时干预可以阻止高炎症反应为特征重症肺炎进展，并降低其病死率。

司妥昔单抗是一种人源化单克隆抗体，主要通过中和 IL－6 发挥药理效应。司妥昔单抗已被批准用于治疗特发性多中心型 Castleman 病，同时也可超适应证治疗嵌合抗原 T 细胞治疗相关细胞因子释放综合征。近期小样本临床研究显示，司妥昔单抗可以有效减轻重症新冠病毒性肺炎患者的系统性炎症反应，缓解临床症状并改善生活质量。本病例入院后检测发现 IL－6 水平显著升高后，予以司妥昔单抗治疗；3 天后 IL－6 水平降至正常范围，同时其他炎症指标（包括 C 反应蛋白和白细胞计数等）也同步好转，司妥昔单抗常见不良反应（包括感染、肝功能异常、高血压和胆固醇升高等）并未出现。在临床应用司妥昔单抗前,仍需谨慎评估患者适应证和禁忌证,并定期监测治疗效果和不良反应的发生,权衡治疗效果和风险。

（上海交通大学医学院附属第九人民医院黄浦分院　谭雅月）

专家 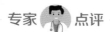 点评

　　本病例是应用司妥昔单抗治疗免疫治疗并发重症肺炎的淋巴瘤患者,并取得良好临床疗效。患者接受单抗治疗后,其肺部感染并未加重,也未出现血细胞下降和其他非血液学毒性,提示免疫缺陷的淋巴瘤患者对司妥昔单抗耐受性良好。免疫治疗并发重症肺炎与细胞因子和化学趋化因子失调密切相关,其中 IL-6 作为细胞因子风暴的主要驱动因子成为调控患者高炎症反应关键靶标,司妥昔单抗作为 IL-6 中和抗体,理论上可以改善免疫治疗并发重症肺炎患者的临床转归,本病例司妥昔单抗的临床应用实践显示了其临床有效性和安全性,今后需进一步明确抗 IL-6治疗临床获益患者特征以及合适的介入时机。

（上海交通大学医学院附属第九人民医院黄浦分院　朱　琦）

主要参考文献

［1］NAQIBULLAH M, SHAKER S B, BACH K S, et al. Rituximab-induced interstitial lung disease: five case reports ［J］. Eur Clin Respir J, 2015, 2. doi:10.3402/ecrj. v2.27178. eCollection 2015.

［2］LIU W-P, WANG X-P, ZHENG W, et al. Incidence, clinical characteristics, and outcome of interstitial pneumonia in patients with lymphoma ［J］. Ann Hematol, 2018, 97(1):133 - 139.

图书在版编目(CIP)数据

抗 IL-6 治疗典型案例集锦/吴德沛,张抒扬主编. —上海:复旦大学出版社,2024.7
ISBN 978-7-309-17407-6

Ⅰ.①抗… Ⅱ.①吴… ②张… Ⅲ.①白细胞介素类-治疗-病案 Ⅳ.①R392.12

中国国家版本馆 CIP 数据核字(2024)第 088437 号

抗 IL-6 治疗典型案例集锦
吴德沛　张抒扬　主编
责任编辑/贺　琦

复旦大学出版社有限公司出版发行
上海市国权路 579 号　邮编:200433
网址:fupnet@ fudanpress.com　http://www.fudanpress.com
门市零售:86-21-65102580　　团体订购:86-21-65104505
出版部电话:86-21-65642845
上海盛通时代印刷有限公司

开本 850 毫米×1168 毫米　1/32　印张 8.875　字数 199 千字
2024 年 7 月第 1 版
2024 年 7 月第 1 版第 1 次印刷

ISBN 978-7-309-17407-6/R·2098
定价:80.00 元